Cancer du sein

Les bases

Table des matières

Partie 1 : Généralités sur le cancer du sein

1. Introduction

Le cancer du sein est la première cause de mortalité chez la femme. Les hommes peuvent également [1]être affectés mais de façon beaucoup moins fréquente. On dénombre environ **50 000** nouveaux cas par an en France et **12 000** décès selon l'Institut National du Cancer (INCA). Le cancer du sein affecte 99 % des femmes, un réel enjeu de santé publique. L'âge moyen de mortalité est de 72 ans. Grâce à la mise en place du plan de prévention la prise en charge peut être faite de façon beaucoup plus précoce, ce qui permet de traiter le cancer avant que celui-ci ne soit trop avancé, permettant une meilleure survie. On distingue les cancers que l'on appelle **héréditaire**, dû à une altération au niveau d'un gène hérité de ses parents selon un mode autosomique dominant ou bien apparu de novo qui sera transmissible à la descendance avec un risque variable en fonction d'une vraie mutation de novo ou d'une mosaïque germinale. A noter que cette mutation peut être présente en somatique et/ou en germinale, les conséquences seront différentes. La descendance peut ne pas être concernée si la mutation est présente au niveau de la

---

[1]

tumeur et non pas dans le sang du patient. La présence de la mutation dans le sang du patient conduira à des analyses familiales que l'on évoquera plus tard qui pourront permettre ou non de mettre en place une surveillance accrue dans la famille .En parallèle de ce type de cancer, il y a les **cancers sporadiques**, qui sont les plus fréquents.

2. Le sein : anatomie et physiologie

Le sein est un organe bilatéral se situant de chaque côté du sternum au niveau de la partie antéro-supérieure de la cage thoracique en avant du muscle pectoral droit ou gauche. Il est maintenu dans sa position par la seule présence d'attaches cutanées telles que les **ligaments de Cooper**. Le sein est encore appelé **glande mammaire**. Il s'agit d'une glande exocrine permettant de produire du lait afin de nourrir le nouveau-né. La glande mammaire est faite de lobes, eux même formés de lobules et de canaux. Les lobules sont faits d'acini permettant la sécrétion et l'éjection de lait. Les lobules vont permettre la production de lait, les canaux permettront d'acheminer le lait vers le mamelon. Chacun de ces éléments ont un rôle bien défini. Cette glande est aussi faite de tissus adipeux et de tissus conjonctifs. La glande mammaire est faite de cellules de natures variables qui sont séparées du tissus conjonctif par une membrane basale : **cellules luminales**, **cellules épithéliales**, **cellules souches** mais il y a aussi différents types de **ganglions lymphatiques** qui peuvent être le début d'initiation de cancers. Chaque type de cellules a ses particularités et ses fonctionnalités. L'**unité**

fonctionnelle de la glande mammaire est appelée l'unité terminale ducto-lobulaire constituée du canal et du lobule. C'est dans cette unité fonctionnelle que se forme la majorité des cancers du sein. Le développement de la glande mammaire se fait sous le contrôle d'hormones sexuelles (œstrogène, progestérone...). Ces hormones ne sont pas présentes de la même façon tout au long de la vie d'une femme, ce qui explique que la glande mammaire d'une jeune

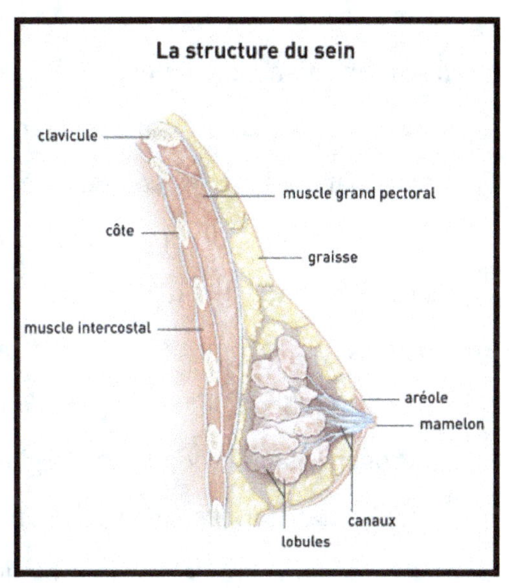

fille n'est pas la même lors d'une grossesse, à la puberté ou encore à la ménopause. A la puberté, la femme verra son taux d'œstrogène augmenté ce qui permettra à la glande mammaire de croitre. Les œstrogènes sont en quantité plus importantes par rapport à la progestérone.

De l'âge adulte à la ménopause, un équilibre entre les œstrogènes et la progestérone s'établit avec les cycles menstruels. Dans la première partie du cycle l'œstrogène est présente en majorité, la seconde partie du cycle la progestérone prédomine.

La grossesse d'une femme entraine également des modifications au niveau de la glande mammaire. A la fin de cette grossesse, la croissance mammaire est terminée, la différenciation du tissu est complète.

La femme, lors de son cycle menstruel aura une synthèse de trois types d'hormones stéroïdiennes : les **androgènes**, les **progestatifs** et les **œstrogènes**. Tout cela est contrôlé par l'axe hypothalamo-hypophysaire. Les androgènes sont produits par la glande surrénale, ils peuvent être transformés en œstrone grâce à l'aromatase. L'œstrone comme l'œstradiol font partie des œstrogènes les plus fréquents. L'œstradiol étant l'œstrogène le plus actif. Parmi les progestatifs, nous avons la progestérone.

Selon le moment de vie de la femme, le taux d'hormones n'est pas le même. Au moment de la ménopause, les ovaires ont épuisé leur stock d'ovules, et ne produisent donc plus d'œstrogènes. La seule source d'œstrogènes est la transformation des androgènes produit par les glandes surrénales par les aromatases. Certains cancers du sein sont de types hormono-dépendant, ce qui explique que les anti-aromatases sont prescrites.

Les œstrogènes et les progestatifs une fois produites, vont venir se fixer sur leurs récepteurs afin de pouvoir exercer leur action. Ces récepteurs sont de types cytoplasmiques. Quand l'hormone se fixe à son récepteur, ce complexe migre dans le noyau ce qui active la transcription d'un certain nombre de gènes. Les récepteurs aux œstrogènes sont présents au niveau de différents types de tissus ce qui explique leur grande variabilité d'effets physiologiques. On retrouve ces récepteurs au niveau du tissu adipeux, de la glande mammaire, de la sphère génitale, du foie, du cerveau …. Les œstrogènes sont impliqués dans la fonction de reproduction en ayant par exemple un rôle important dans l'utérus et la glande mammaire et sont impliqués dans le développement et le maintien des fonctions sexuelles femelles et des caractères sexuels secondaires. Les œstrogènes régulent également la physiologie de la peau et de certains systèmes comme le système ostéo-articulaire, le système immunitaire, le système cardiovasculaire, le système nerveux central et le système neuroendocrinien.

Les récepteurs aux œstrogènes alpha et beta sont codés respectivement par deux types de gènes ESR 1 et ESR2. Le gène ESR1 est situé sur le chromosome 6 au niveau du locus q24-q27 chez l'homme. Il est sous le contrôle de plusieurs promoteurs dits « tissu-spécifiques ». Les transcrits codant pour ERα sont exprimés dans de nombreux organes dont ceux de l'appareil reproducteur chez la femme (ovaire, utérus, glande mammaire) ainsi que dans les tumeurs mammaires. Les transcrits sont traduits en protéines grâce à l'existence de plusieurs sites d'initiation de la traduction localisés au niveau de l'exon 1 et 2. À ce jour, 20 variants d'ERα ont été identifiés dans des cellules de lignées cancéreuses mammaires et des tumeurs du sein. Le gène ESR 2 se localise chez l'homme sur le chromosome 14. ER alpha est un facteur de transcription régulé par les hormones impliquées dans la prolifération et la croissance tumorale. 70 % des cancers du sein expriment ER alpha. Des thérapies ciblant spécifiquement ce récepteur existent. Les mutations au niveau du gène ESR 1 sont fréquentes dans le cancer du sein métastatique à récepteurs hormonaux positifs après un traitement par un inhibiteur d'aromatase. Il existe des mécanismes de résistance aux antagonistes des récepteurs ER alpha (mutation Y537 S et/ ou D538 G sur ESR1). A savoir que le taux de mutation au niveau d'ESR1 peut varier au cours de la prise en charge de la patiente et en fonction de l'évolution de la maladie. La détection dans le sang d'ESR1 pourrait être corrélée à un pronostic plus défavorable. Il y a une étude mise en place par UNICANCER, **PADA-1** qui était une étude de phase 3, randomisée, en ouvert, multicentrique qui met en lumière ce point. La population concernée était des femmes ayant un cancer du sein métastatique, HER2 -, RH+ n'ayant pas eu de traitement initial. Ces patientes ont reçu en L1 métastatique du letrozole associé à du palbociclib avec un suivi séquentiel des mutations ESR1 afin d'anticiper un changement d'hormonothérapie. Dans cette étude, la technique de biopsie liquide associé à la recherche dans le plasma de la mutation en temps réel a permis de montrer que le changement d'hormonothérapie de façon précoce dès la détection de la mutation au niveau d'ESR1 permet de doubler la survie sans progression et de retarder la résistance. Le letrozole était remplacé par du fulvestrant chez ces patientes. Dans 80 % des cas, on retrouve une mutation parmi les cinq les plus fréquentes : D5836, E380 Q, Y535 S, Y535N ou Y535C.

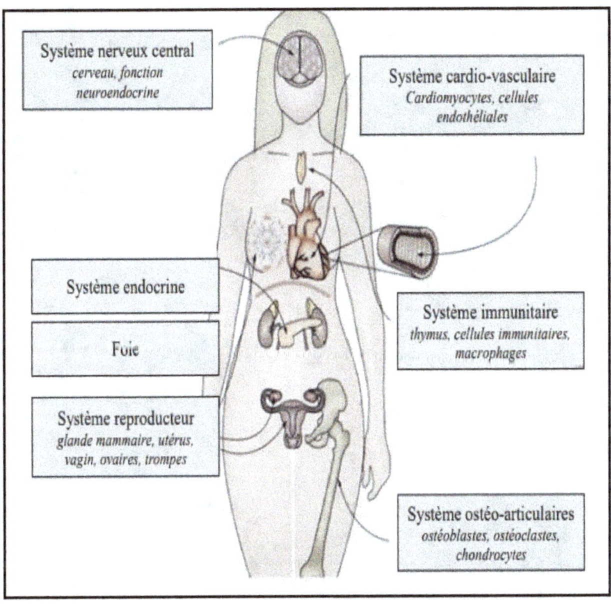

3. Les facteurs protecteurs et les facteurs de risque du cancer du sein

Le cancer du sein est une maladie **multifactorielle**. Nous allons évoquer dans ce paragraphe les différents facteurs protecteurs et les facteurs de risques connus à l'heure actuelle.

Parmi, les facteurs protecteurs nous pouvons citer : **l'allaitement,** une **grossesse survenue jeune,** une **activité physique** régulière ayant montré une baisse des risques de récidives après la ménopause.

Parmi les facteurs de risques nous pouvons citer :

- ✓ <u>**Les antécédents familiaux et les prédispositions génétiques :**</u> mutations BRCA1, BRCA2, ATM … existence d'un panel de gènes (Hereditary Breast and Ovarian Cancer, HBOC). Les gènes BRCA1 et BRCA2 sont des gènes suppresseurs de tumeur impliqués dans la réparation de l'ADN. La mutation d'un allèle d'un de ces gènes entraine une prédisposition à développer un cancer du sein et/ou de l'ovaire ou autre par exemple, chez l'homme cela peut être responsable d'un cancer de la prostate. A l'heure actuelle, on dénombre plus de 100 mutations différentes au niveau de ces gènes. Afin de savoir si une femme est à risque élevé, le **score d'Esinger** peut être calculé selon ses antécédents familiaux, selon l'âge de la patiente, la présence de mutations dans sa famille, et de cancers du sein, ovaire ou d'autre cancer appartenant au spectre présents ou non. En fonction de la mutation identifiée sur le gène en question, les conséquences ne seront pas les mêmes, en effet si dans la famille, on met en évidence une mutation au niveau du gène CDH1, l'estomac sera surveillé par gastroscopie annuelle et les cancers du sein seront plus de type lobulaire.

Dans les cas de cancer à transmission familiale avec mutation BRCA1 /2, une ovariectomie bilatérale engendrant l'arrêt de la synthèse endogène du 17β-œstradiol par les ovaires, diminue considérablement le risque de développer un cancer du sein.

L'ovariectomie sera proposée après tout projet parental abouti pour le couple.

✓ **<u>Le sexe</u>** : 99 % des cancers du sein ont été diagnostiqués chez la femme

✓ **<u>L'âge</u>** : 80 % des cancers du sein apparaissent après 50 ans.

✓ **<u>La multiparité ou une grossesse tardive</u>** : la concentration en 17β-œstradiol augmente fortement lors de la grossesse (facteur 100 à 1000), celle-ci diminue le risque de développer un cancer du sein 10 ans après la parturition. Ce risque tend à diminuer avec la multiplication du nombre de grossesses. Cependant, plus l'âge de la première grossesse est tardif, plus cet effet protecteur serait atténué.

✓ **<u>L'imprégnation hormonale</u>** : Les œstrogènes ont un rôle important dans le développement tumoral. Chez les femmes ménopausées, une concentration élevée d'œstrogènes (œstrone et œstradiol) dans les urines et le sérum constitue un facteur de mauvais pronostic et est associée avec un risque élevé de présenter un cancer du sein. La dose d'hormones reçue par chaque individu peut varier en fonction de leur sexe, de leur âge, du cycle de reproduction, de leur poids ou de leur environnement. Chez les femmes ayant eu une puberté précoce et/ou une ménopause tardive l'augmentation du temps d'exposition aux œstrogènes accroit le risque de développer un cancer du sein. Ce risque tend à diminuer avec la multiplication du nombre de grossesses. Cependant, plus l'âge de la première grossesse est tardif, plus cet effet protecteur serait atténué. Malgré un rapport bénéfice/risque indéniable, les œstrogènes exogènes, tels que la pilule contraceptive, ou les traitements substitutifs à base d'œstrogènes équins sans progestatifs, prescrits à la ménopause, pourraient augmenter le risque de développer un cancer du sein.

- ✓ **<u>Les antécédents personnels</u> :** une femme ayant eu un cancer du sein unilatéral a plus de chance de développer un autre cancer du sein, une femme ayant eu une forte quantité de radiations au niveau du thorax à des risques plus élévés également de développer un cancer du sein.
- ✓ **<u>L'alcool, le tabac, le surpoids</u>**

4. Le diagnostic du cancer du sein

Selon l'âge de la patiente, le cancer du sein peut parfois être découvert soit par la patiente qui vient consulter elle-même car elle a senti un nodule dans son sein, soit suite au dépistage organisé depuis 2004 pour les femmes de 50 à 74 ans consistant à effectuer des mammographies régulières qui peuvent mettre en évidence un nodule suspect. Cela conduira à faire des examens plus poussés. Les recommandations nationales du dépistage de masse organisées sont les suivantes : le dépistage est réalisé en l'absence de signes cliniques par mammographie bilatérale avec deux incidences au minimum avec double lecture tous les deux ans de 50 à 74 ans. Les femmes ayant un risque plus élevé ne sont pas concernées par ce programme. En effet, elle possède un suivi adapté à leur histoire familiale. Les femmes ayant des prédispositions génétiques, sont des femmes à haut risque, c'est-à-dire dès lors que leur score d'Esinger est supérieur à 3, une consultation d'oncogénétique leur sera proposée. Ces femmes effectueront une consultation d'oncogénétique permettant de mettre en place les conditions de dépistage. Ces femmes devront dès l'âge de 30 ans effectuer de façon annuelle des IRM, mammographies et dans certains cas des échographies mammaires. Ces femmes font aussi une échographie endovaginale avec pipelle de Cornier. Il sera recommandé à ces patientes après leur projet parental, vers 40 ans de procéder à une chirurgie prophylactique permettant d'enlever les ovaires, et l'utérus car ces types de cancers évoluent souvent rapidement et de façon très silencieuse. Il est souvent bien avancé lorsqu'il est diagnostiqué. Si le cas index a un cancer du sein, les conditions pour la réalisation d'une analyse génétique sont répertoriées dans le tableau ci-dessous. A noter qu'il peut y avoir des prédispositions au cancer du sein dans une famille bien que le cas index n'ait pas de cancer du sein. En effet, le cancer du sein appartient également à d'autres spectres comme dans le **syndrome de Peutz-Jeghers** impliquant le gène STK11 ou dans le **syndrome de Li Fraumeni** faisant intervenir le gène TP53. En France, les analyses génétiques sont très bien encadrées. Une analyse génétique ne doit être faite que s'il y a un risque direct pour la personne, en ce qui concerne le cancer les analyses de recherche familiale ne peuvent se faire qu'à partir de 18 ans. Dans une famille, où de nombreux cas de cancer du sein sont présents, on aura tendance à vouloir débuter les analyses chez le sujet ayant développé le cancer du sein à l'âge le plus précoce. Dans une famille à haut risque, en absence de mutations identifiées, le **score BODICAE** sera calculé et permettra de voir si les personnes d'une famille peuvent avoir une surveillance accrue malgré l'absence de mutations identifiées dans les gènes connus aujourd'hui. A noter qu'un résultat négatif aujourd'hui peut devenir un résultat positif demain avec l'évolution des connaissances en génétique. Un diagnostic présymptomatique (DPS) visant à rechercher les mutations pouvant conduire à un cancer du sein, de l'ovaire ou autre ne sera pas réalisé en France si aucun cas n'a été retrouvé dans la famille. Celui-ci peut se faire qu'à partir de dix-huit après réflexion par un suivi psychologique. Le diagnostic prénatal et préimplantatoire peut être accepté dans certains centre de diagnostic prénatal (CPDPN) mais avec de bons arguments éthique et en fonction du vécu de la maladie au sein de la famille.

Cancers sein +/- ovaires			
Spectre étroit	**Autres atteintes tumorales**	**Indication de test**	**Gènes analysés**
Sein Ovaire Trompe	**Pancréas** **Prostate**	Un cas de cancer du sein et un cas de l'ovaire	**Panel sein / ovaire:** Panel sein + gène RAD51C + RAD51D
		Trois cas de cancers du sien chez les apparentés au premier et second degré (<80 ans)	**Panel sein :** BRAC 1 BRCA2 TP 53 PALB2 PTEN CDH1

		Un cas de cancer bilatéral dont un avant 50 ans	MLH1 PMS2 MSH2 MSH6 EPCAM
		Un cas de cancer avant 40 ans	
		Un cas de cancer du sein triple négatif dont médullaire avant 70 ans	
		Un cas de cancer chez l'homme quelque soit sont âge	

Cancers sein +/- ovaires			
Spectre étroit	**Autres atteintes tumorales**	**Indication de test**	**Gènes analysés**
Sein lobulaire Estomac (diffus ou à cellules indépendantes)	**Côlon à cellules indépendantes**	Deux cas de cancers lobulaires chez des apparentés au premier ou au second degré	**Panel sein :** BRAC 1 BRCA 2 TP 53 PALB 2
		Un cas de cancer du lobulaire du sein bilatéral dont un avant 50	PTEN CDH1 MLH1 PMS2 MSH2 MSH6 EPCA

		ans	M
		Un cas de cancer du sein lobulaire invasif et de cancer de l'estomac diffus (ou à cellules indépendantes ou de cancer colorectal à cellule indépendante) chez la même personne	

Au tout début du cancer du sein, il n'y a que très peu de signes. Mais à un stade un peu plus avancé, le médecin après palpation pourra sentir un nodule qui devrait être analysé en anatomo- pathologie pour connaitre la nature de celui-ci. Le médecin peut également observer un changement morphologique du sein (taille, aspect morphologique). Un sein qui devient rouge, gonflé, chaud peut être évocateur d'un cancer du sein de type inflammatoire. Parmi les autres signes, nous pouvons citer, un écoulement mammelonnaire sanglant ou bien encore la maladie du Paget du mamelon ou de l'aréole. De façon plus rare le cancer du sein est diagnostiqué tardivement et celui-ci a déjà métastasé à distance : au niveau des os, du cerveau, du foie…Le diagnostic du cancer du sein débute par un examen clinique consistant à faire une palpation des deux seins. Lors de l'examen clinique, le médecin fractionnera sa consultation en plusieurs parties. La première sera tournée sous forme d'interrogatoire permettant d'évaluer les facteurs de risques. L'oncologue fera un point global concernant la/le patient (âge, poids, taille, surpoids…). Il fera ensuite le point sur les antécédents gynécoobstétricaux : ménopause précoce ? tardive ? grossesse ? âge de la première grossesse ? contraception hormonale ou non? allaitement ?ect…. Le médecin interrogera également sur les antécédents personnels du cancer du sein, sur le contexte de découverte du cancer en cours (autopalpation, mammographie, symptômes, examen clinique systématique …). Il complètera cet examen en évaluant les signes pouvant accompagner cette découverte et pouvant diriger son diagnostic (signes d'inflammation, rouge, chaud, signes généraux, écoulement des mamelons, douleurs…) puis tournera son interrogatoire d'un point de vue familial afin de voir s'il y a un terrain héréditaire ou non (cancer du côlon, de l'endomètre, de l'ovaire). Dans une seconde partie, le médecin va **inspecter** (volume du sein, rougeur, bombement), **palper** (position du nodule, taille, netteté, contour..). L'oncologue effectuera un examen des aires ganglionnaires pour ensuite faire un examen plus général.

Cela est complété par une mammographie, une échographie mammaire et un examen histologique.

a) L'examen histologique

L'examen histologique permet de confirmer le diagnostic. La technique utilisée sera fonction de la lésion, si celle-ci est palpable ou non. L'examen histologique sera fait sur des cellules tumorales. On peut faire soit une biopsie soit une cytoponction. La **cytoponction** est une ponction à l'aide d'une aiguille fine permettant d'aspirer les cellules réalisée lorsque la lésion est palpable. Une cytoponction négative n'écarte pas le cancer du sein. De même, si la cytoponction permet de mettre en évidence des cellules tumorales, l'origine histologique n'est pas connue, nous devons effectuer une biopsie qui reste l'examen de référence.

La biopsie est faite sous anesthésie locale permettant d'enlever des bouts de la tumeur pour qu'ils soient analysés. Il en existe plusieurs types : les **microbiopsies** ou les **macrobiopsies**. Les macrobiopsies sont réalisées à l'aide d'un mammotome los d'une mammographie. Cela est réalisable lorsque la lésion est palpable et aura pour but de prélever plusieurs fragments. Les microbiopsies, elles, sont réservées aux lésions avec un certain volume. Ce prélèvement est effectué sous échographie ou directement lorsque la lésion est palpable.

b) La mammographie

La mammographie est un examen de dépistage, de surveillance mais aussi de diagnostic. Elle peut être unilatérale ou bilatérale selon l'histoire de la patiente. Il s'agit d'une imagerie aux rayons X où le ou les seins sont comprimés entre deux plaques. La mammographie permet de voir le nombre de calcifications, la taille des foyers, la topographie de la lésion, sa morphologie et son évolution par rapport aux précédents clichés si cela n'est pas une nouvelle lésion.

Sur une mammographie, des contours flous sont un signe de malignité.

La classification de l'**Américan College of Radiology** (ACR) résumée dans le tableau ci-dessous permet d'estimer le degré de suspicion de malignité.

ACR	Analyse incomplète nécessité de la réalisation

0	d'examens supplémentaires
ACR 1	Examen négatif
ACR 2	Examen négatif avec la présence d'une lésion bénigne ne nécessitant pas de surveillance particulière
ACR 3	Anomalie probablement bénigne nécessitant une surveillance rapprochée
ACR 4	Anomalie suspecte nécessitant une biopsie
ACR 5	Anomalie évocatrice d'un cancer

Avec la mammographie, une échographie axillaire est faite en systématique avec prélèvement biopsique si une chimiothérapie néoadjuvante ou un ganglion sentinelle est prévu.

c) L'IRM mammaire

L'IRM mammaire n'est pas réalisée de façon systématique. Elle est souvent réalisée en seconde intention car c'est un examen très sensible qui peut mettre en évidence de faux positifs.

Cet examen est réservé à des situations bien particulières :

- Suivi sous chimiothérapie néoadjuvante
- Patientes mutées BRCA1, 2
- Patientes à haut risque non mutées
- Bilan d'extension local des carcinomes infiltrants de type lobulaire devant le risque de multifocalité
- Seins denses non évaluables en mammographie ou échographie
- Discordance entre la clinique et l'imagerie
- Maladie de Paget
- Atteinte axillaire isolée
- Patiente jeune de moins de 40 ans

- Recherche de tumeur primitive si la mammographie ne permet pas de trouver de lésion

d) Bilan d'extension

Si le médecin suite à ces examens suspecte une métastase, il effectuera d'autres examens pour compléter son diagnostic on parle de bilan d'extension (dosage du marqueur CA15.3, scanner TAP, scintigraphie osseuse ...) Le marqueur **CA 15.3** n'apparait dans aucune recommandation car il est peu sensible et peu spécifique. De même pour l'imagerie cérébrale qui n'est pas faite en systématique s'il n'y a pas de point d'appel. Un bilan d'extension à distance doit comporter de préférence un TEP TDM FDG en première intention dès le stade II b et un TEP TDM FDG ou un **TDM TAP + scintigraphie osseuse pour les stades I ou II a.**
Pour les tumeurs triples négatives, HER 2+, luminale B, le TEP- TDM est à privilégier.

5. La classification des cancers

a) Classification moléculaire

On peut classer les cancers selon différents points : **histologique** ou **moléculaire**. Evoquons, dans un premier temps la classification moléculaire des cancers du sein. Nous pouvons dissocier le cancer **luminal A,** le cancer **luminal B,** les **cancers triples négatifs** et les cancers de **type HER2+.** Cela est possible grâce à un examen anatomopathologique. Connaitre le statut moléculaire d'un cancer est primordial car cela permet d'adapter la meilleure stratégie thérapeutique pour la patiente. En effet, selon le type de cancer la réponse aux traitements ne sera pas la même. Les cancers de type luminaux sont sensibles à l'hormonothérapie, les cancers HER2+ auront une thérapie ciblée contre HER2. Les patientes ayant un cancer triple négatif auront de la chimiothérapie. Les cancers HER 2+ sont plus agressifs que les cancers HER 2-, ils auront tendance à plus vite progresser.

Type de cancer	Caractéristiques moléculaires
Luminal A	RH + élevé / HER 2- / ki67 faible
Luminal B	RH + modéré/ HER2 – et ki67 élevé
Triple négatif	RH- et HER2-
HER2 +	HER2+ / RH+ ou RH-

b) Classification histologique

Dans un second temps, évoquons la classification histologique des cancers du sein. Le cancer du sein est dû à un dysfonctionnement d'une cellule qui perd un certain nombre de contrôles sur des signaux cellulaires qui vont alors induire une tumeur. Selon le type de cellules qui est affectée nous avons différents types de cancers : adénocarcinomes, sarcomes, lymphomes …. La majorité concerne les adénocarcinomes (95 % des cas). Dans le cas des carcinomes, on distingue les **carcinomes canalaires** (développés à partir des cellules de canaux galactophores) et les **carcinomes lobulaires.** Le cancer peut être qualifié **d'infiltrant ou d'in situ.** On dit que celui-ci est in situ si la tumeur n'a pas franchie la membrane basale et on parle de cancer infiltrant si la tumeur a franchi la membrane basale ce qui permet à la tumeur d'aller envahir à distance.

Les caractères histologiques pour définir une tumeur sont ;

- <u>**Le type histologique**</u> : canalaire ou lobulaire

- <u>**Le caractère in situ ou invasif du cancer**</u>.

- <u>**Le statut des récepteurs hormonaux (RH)**</u> : (détecté par immunohistochimie de manière systématique). Il s'agit d'un facteur pronostic mais aussi prédictif de réponse à l'hormonothérapie. La tumeur peut être positive ou négative aux récepteurs aux œstrogènes (RE) ou aux récepteurs de la progestérone (RP). En France, si au minimum 10% des cellules tumorales sont marquées, les patientes sont dites RH+ et par conséquent potentiellement « répondeuses » aux traitements anti hormonaux, c'est le cas de la majorité des cancers du sein (80%). Il est par conséquent inutile de donner une hormonothérapie dans le cas où les patientes sont RH-. Le statut RH est à rechercher sur la tumeur primitive et recommandé sur la métastase; car ce statut peut varier entre la biopsie initiale de la tumeur primitive et la métastase (hétérogénéité tumorale) pouvant expliquer l'absence de réponse chez certaines patientes en situation métastatique qui avaient bien répondu au traitement en situation adjuvante.

- **<u>Le statut HER2</u>** (Human Epidermal growth factor Receptor 2): (détecté par immunohistochimie et/ou par Hybridation In Situ en Fluorescence (FISH)). Il s'agit d'un récepteur membranaire du facteur de croissance Epidermal Growth Factor EGF de la famille des tyrosines kinases ayant un rôle majeur dans la croissance et la différenciation cellulaire. C'est un facteur pronostic et prédictif de réponse. Les patientes HER2+ recevront une thérapie ciblée anti-HER2. La surexpression de la protéine représente près de 25 % à 30 % des carcinomes du sein. L'analyse du statut HER 2 est réalisée sur toute biopsie tumorale et tumeur infiltrante > à T1c ou N+.

On considère HER 2 comme positif si en IHC on a plus de 10 % de cellules possédant un marquage complet et intense ou si la technique de fluorescence permet d'obtenir plus de 6 copies par noyaux d'HER 2 ou si HER 2 est compris entre 4 et 6, il faut que le ratio HER2 / CEP17 doit être supérieur ou égal à 2. CEP 17 est une sonde spécifique de la région péricentromérique du chromosome 17 utilisée en routine pour les tests d'hybridation in situ (HIS). Cela permet de déterminer le nombre de chromosome 17 par noyau de cellules tumorales. Le statut HER 2 est déterminé en première intention par IHC puis par HIS si on a un statut HER 2 2+.

Dans un compte rendu de rendu de résultats de l'immunohistochimie HER 2, nous retrouvons le caractère complet ou incomplet du marquage ; l'intensité du marquage ; le pourcentage de cellules carcinomateuses infiltrantes. On peut avoir différent cas : statut HER 2 négatif (score 0) ; statut HER 2 négatif (score 1) ; HER 2 avec un score 2 une FISH doit être effectuée : statut HER 2 positif (score 3).

Dans un compte rendu de résultats d'une FISH, nous retrouvons le nombre de noyaux analysés, le ratio HER 2/ CEP17 ; les nombres moyens de copies HER2 et CEP17 par noyau. La FISH va permettre de conclure si HER 2 est amplifié ou non amplifié.

- **<u>Les critères morphologiques</u>** : l'architecture cellulaire, la division cellulaire et l'atypie cytonucléaire. Ils permettent de définir le grade histopronostique noté SBR **Scarff**

Bloom Richardson qui sera défini un peu plus bas.

- <u>**Le Ki67**</u> **:** Il s'agit d'un antigène (détecté par immunohistochimie), marqueur de prolifération des cellules tumorales, localisé au niveau du noyau. Il est présent à toutes les phases du cycle cellulaire excepté lors de la quiescence des cellules en phase G0. Il est exprimé en pourcentage et représente le nombre de noyaux marqués par l'anticorps. En France, le seuil de positivité reconnu est de 20%, indiquant ainsi que la tumeur est très proliférative. Il s'agit d'un facteur pronostic.

6. Les facteurs pronostics

a) Le stade TNM

Le stade du cancer est déterminé grâce à la classification **TNM** qui permet de connaitre la gravité du cancer et le pronostic. Connaitre le stade du cancer permet de mettre en place une stratégie thérapeutique. Actuellement, celle prise en compte pour le cancer du sein est la **8ème édition AJCC.**

Dans le stade TNM, le T correspond à la taille de la tumeur, et au degré d'envahissement locorégional de la tumeur, le N correspond au nombre de ganglions envahis et le M correspond aux métastases présentes. Le cTNM est le stade clinique pré thérapeutique, le usTNM est le stade ultrasonore, radiographique, le ypTNM est le stade post thérapeutique après traitement néoadjuvant.

En fonction du résultat du score TNM nous pouvons établir le stade du cancer. Plus celui-ci sera élevé plus cela sera grave pour la patiente. Les stades localisés sont les stades de 0 à III A. Les stades localement avancés sont III B et IIIc. Les stades les plus graves sont les stades métastatiques (IV). Les cancers inflammatoires du sein sont des cancers agressifs classifiés T4 dans la classification TNM.

Ainsi connaitre le stade la maladie de la patiente permettra de connaitre la survie de la patiente. Plus le stade est bas, plus le taux de survie de notre patiente sera important.

Le tableau ci-dessous va permettre de faire corréler le score TNM avec le stade de cancer.

Les bases du cancer du sein

Stade	T	N	M
0	Tis	N0	M0
IA	T1	N0	M0
IB	T0 ou T1	N1mi	M0
II A	T0 ou T1 // T2	N1 ou N0	M0
IIB	T2 // T3	N1 ou N0	M0
IIIA	T0 à T2 T3	N2 // N1 à N 2	M0
IIIB	T4	N0 à N2	M0
IIIC	Tout T	N3	M0
IV	Tout T	Tout N	M1

Catégories	Critères
Tx	La tumeur primitive ne peut être évaluée
T0	Pas de tumeur primaire
Tis (DCIS)1	Carcinome canalaire in situ

Tis (Paget)	Maladie de Paget sans lésion carcinomateuse in situ ou infiltrante sous-jacente
T1	Tumeur ≤ 20 mm
T1mi	Tumeur ≤ 1 mm
T1a	Tumeur > 1 mm et ≤ 5 mm (de 1,1 à 1,9 mm, arrondir à 2 mm)
T1b	Tumeur > 5 mm et ≤ 10 mm
T1c	Tumeur > 10 mm et ≤ 20 mm
T2	Tumeur > 20 mm et ≤ 50 mm
T3	Tumeur > 50 mm
T4	Extension à la paroi thoracique ou à la peau, quelle que soit la taille
T4a	Extension à la paroi

T4b **T4c** **T4d**	thoracique (atteinte seule du muscle pectoral exclue) Ulcération ou œdème/peau d'orange ou nodule macroscopique ipsilatéral séparé de la tumeur principale sans signe de sein inflammatoire T4a + T4b Carcinome (sein) inflammatoire (œdème/érythème $\geq 1/3$ du sein)

Catégorie	Critères
cNx	Évaluation ganglionnaire régionale non réalisable (chirurgie antérieure)
cN0	Absence de métastase ganglionnaire
cN1 cN1mi	Métastase mobile dans les ganglions homolatéraux de niveau I/II Micrométastase (< 0,2 mm et $\leq$ 2 mm) [rare, mais possible en cas de ganglion sentinelle avant la chirurgie du sein]
cN2	

cN2a	Métastase fixée dans les ganglions homolatéraux de niveau I/II
cN2b	Métastase dans les ganglions mammaires internes sans envahissement axillaire
cN3	
cN3a	Métastase dans les ganglions sous-claviculaires homolatéraux
cN3b	Métastase dans les ganglions mammaires internes avec envahissement axillaire
cN3c	Métastase dans les ganglions sus-claviculaires

	homolatéraux

Catégorie	Critères
pNx	Évaluation ganglionnaire régionale non réalisable
pN0 **pN0(i+)** **pN0(mol+)**	Absence de métastase ganglionnaire ou seule présence de cellules isolées Cellules tumorales isolées ($\leq 0,2$ mm) RT-PCR positive sans cellule identifiée microscopiquement
pN1 **pN1mi** **pN1a**	Micrométastase (≈ 200 cellules soit $> 0,2$ mm et ≤ 2 mm) Métastases dans 1 à 3

pN1b	ganglions axillaires dont au moins une > 2
pN1c	mm Métastase > 0, 2 mm dans les ganglions sentinelles mammaires internes Association de pN1a et pN1b
pN2 pN2a pN2b	Métastases dans 4 à 9 ganglions axillaires dont au moins une > 2 mm Métastase mammaire interne clinique (prouvée ou non microscopiquement) sans envahissement axillaire à l'examen microscopique
pN3 pN3a	Métastases dans ≥ 10

pN3b	ganglions axillaires dont au moins une > 2 mm ou métastase ganglionnaire sous-claviculaire (niveau III)
pN3c	Métastase mammaire interne clinique (prouvée ou non microscopiquement) avec envahissement axillaire à l'examen microscopique, pN1a ou pN2a ou pN2a avec pN1b Métastase ganglionnaire sus-claviculaire homolatérale

b) Le grade histopronostic : SBR

Sur les comptes rendus anatomopathologiques, souvent est indiqué le score SBR pour les carcinomes infiltrants. Il s'agit du **score de Scarff Bloom Richardson.** Celui-ci est déterminé en fonction de l'architecture cellulaire, de la division cellulaire et de la structure du noyau. Le SBR peut être au maximum de 9. Plus le score est élevé plus la tumeur est agressive. Chacun des trois critères cités précédemment donnent un score entre 1 et 3.

- **<u>L'atypie cyto-nucléaire</u>** : on donne un score de 1 si les noyaux sont petits et uniformes, un score de 2 les atypies sont modérées et un score de 3 si les noyaux sont gros et l'architecture des noyaux est différente.

- **<u>L'architecture cellulaire</u>** : on donne un score de 1 si la tumeur est bien différenciée, un score de 2 si la tumeur est moyennement différenciée et un score de 3 si la tumeur est indifférenciée.

- **<u>La division cellulaire</u>** : on donne un score de 1 quand le nombre de mitose est faible, plus le nombre de mitose augmente plus le score sera élevé. Avoir un score élevé pour ce critère signifie que la tumeur aura plus tendance à se propager dans l'organisme. Quand les cellules cancéreuses prolifèrent vite, elles épuisent les nutriments ainsi que l'oxygène et se retrouvent en état d'hypoxie. Dans ces conditions, elles meurent et libèrent des molécules pro inflammatoires qui créent la réaction inflammatoire et activent des voies de l'inflammation (NF-κB ; nuclear factor-kappa B).

Partie 2 : Les traitements du cancer du sein

Les traitements du cancer du sein peuvent être de différents types, chaque traitement a un rôle défini. Cela est fonction du stade de cancer, du caractère histologique de la tumeur et de l'opérabilité de la tumeur. Nous pouvons séparer les traitements du cancer en deux grands types : d'une part les **traitements locorégionaux** (radiothérapie et chirurgie) et les **traitements systémiques** (chimiothérapie, hormonothérapie, thérapies ciblées...). Les traitements locaux ont pour but d'enlever la tumeur et de prévenir face à des récidives locales en supprimant les cellules tumorales résiduelles grâce à la radiothérapie. On utilise souvent les traitements locaux avec un objectif curatif mais dans certains cas cela est utilisé à titre palliatif pour supprimer une métastase isolée. Les traitements systémiques eux ont pour but d'éliminer les micros métastases, parmi ces traitements nous avons la chimiothérapie qui peut avoir lieu avant ou après la chirurgie. Nous rentrerons plus en détails dans les parties ci-dessous pour expliquer chaque traitement. Le plan de soin pour une patiente est décidé en réunion pluridisciplinaire regroupant un certain nombre de professionnels de spécialités différentes.

L'oncologue ne prend pas seul sa décision, il présente le dossier d'une patiente dans ces réunions regroupant oncologue, radiothérapeute, anatomo-pathologiste, radiothérapeute…. L'oncologue prendra le temps lors de sa consultation de présenter au patient son plan de soin avec un planning détaillé des examens et tous les événements indésirables que le ou les traitements pourront engendrer.

1. Chirurgie

Les femmes ayant un cancer du sein localisé, dans 80 % des cas, la tumeur est opérable d'emblée. Ce qui veut dire que la patiente aura une chirurgie permettant d'éliminer la tumeur et cet acte sera suivi de traitements systémiques (radiothérapie +/- chimiothérapie +/- hormonothérapie). Dans 20 % des cas, la tumeur n'est pas opérable d'emblée, la patiente devra avoir dans un premier temps, un traitement systémique puis la chirurgie aura lieu. Cette stratégie permettra de diminuer la taille de la tumeur afin de rendre la chirurgie possible et de privilégier au maximum une chirurgie de type conservatrice.

Le cancer du sein est dans certain cas diagnostiqué au stade métastatique, la chirurgie ne peut pas avoir lieu sauf pour certaines métastases isolées. Ces patientes auront surtout des traitements systémiques pour améliorer leur qualité de vie.

La chirurgie a pour but d'enlever la tumeur. Il existe différents types de chirurgie parmi celle-ci il y a : la **chirurgie radicale** que l'on appelle encore mastectomie et la **chirurgie conservatrice** correspondant à la tumorectomie ou quadrantectomie ou zonectomie. Dans la chirurgie conservatrice on n'enlève pas tout, mais juste la tumeur.

a) La chirurgie radicale

La mastectomie correspond à l'ablation complète du sein. Elle est réalisée lorsque l'atteinte est multifocale, lorsque la tumeur est grosse par rapport au volume mammaire ou encore quand les lésions du carcinome in situ sont diffus à plusieurs endroits. Mais encore lorsque la taille de la tumeur n'a pas diminuée bien qu'une chimiothérapie néo-adjuvante ait eu lieu. On peut distinguer deux types de chirurgie radicale : la mastectomie radicale et la mastectomie radicale modifiée qui est souvent appelée **l'intervention de Patey**. La seconde intervention consiste à enlever en plus les ganglions lymphatiques qui ne sont pas enlevés dans la mastectomie radicale normale. Cette chirurgie aura des conséquences esthétiques et psychologiques pour la patiente.

La mastectomie peut aussi être proposée en cas de récidive ipsilatérale avec antécédent de radiothérapie de la glande mammaire. La chirurgie radicale peut aussi être proposée après chirurgie conservatrice avec marges glandulaires insuffisantes et avec une difficulté à une reprise chirurgicale conservatrice.

La mastectomie est proposée aux patientes ayant une mutation germinale BRCA 1, 2 car elles sont à haut risque de cancer.

b) La chirurgie conservatrice

La chirurgie conservatrice permet de retirer la tumeur ainsi qu'une marge de sécurité (tissus entourant la tumeur). Il peut s'agir d'une **tumorectomie** c'est-à-dire que l'on enlève uniquement la tumeur qui est palpable, une **quadranctetomie** est effectuée dans certains cas (un quadrant du sein est enlevé). La chirurgie conservatrice peut être proposée lorsqu'il y a plusieurs tumeurs dans un même quadrant. La chirurgie conservatrice est privilégiée dans la majorité des cas (dans 60 à 65 % des cas). Ce type de chirurgie permet de conserver la majorité de la glande mammaire et est systématiquement suivie d'une phase de radiothérapie. Après cette chirurgie, en fonction du type de cancer (hormonodépendant ou non, ganglions atteint ou non), de la chimiothérapie peut avoir lieu ainsi que de l'hormonothérapie. Souvent une seule chirurgie est suffisante parfois non, dans 20 % des cas il est nécessaire d'effectuer une nouvelle intervention. Cela s'observe lorsque les berges de résection sont atteintes ou lorsque les marges sont insuffisantes. On parle parfois de chirurgie jugée blanche lorsqu'il y a une absence de lésion infiltrante retrouvée sur la pièce opératoire malgré une biopsie positive en pré-opératoire, un nouveau bilan sénologique complet sera alors proposé à la patiente en post opératoire précoce incluant une IRM mammaire.

On peut citer quelques évènements indésirables liés à la chirurgie comme un œdème, une douleur, une infection au niveau du site opératoire, de la fatigue, un problème de cicatrisation…

Toute chirurgie conservatrice doit être associée à une irradiation de la glande mammaire à une dose équivalente à 50Gy. Le fractionnement classique reste de 2Gy par fraction.

c) Le curage ganglionnaire et le ganglion sentinelle

Souvent la chirurgie est accompagnée d'un **curage ganglionnaire** ou de **l'élimination du ganglion sentinelle.** En cas de cancer infiltrant sans adénopathie palpable lorsqu'il y aura une suspicion d'une micro-invasion, on proposera la technique du ganglion sentinelle. La technique du ganglion sentinelle peut aussi être proposée pour des tumeurs mutliples, cela se discute en RCP car il y a des risques de faux négatifs plus élevés dus aux caractéristiques tumorales. Cette technique consiste à enlever le ou les premiers relais ganglionnaires pour voir si les cellules tumorales ont franchi le premier relais ganglionnaire ou non. Procéder à cette technique permettra d'éviter à la patiente d'avoir un curage ganglionnaire qui n'est pas sans conséquence (un lymphœdème peut se développer a postériori par exemple …). Pour enlever ces ganglions, ils ont été marqué au préalable par un colorant bleu afin de faciliter l'acte par le chirurgien. Si ce ganglion s'avère être positif, un curage ganglionnaire sera proposé à la patiente.

Le **curage ganglionnaire** permet d'enlever tous les ganglions atteints ce qui empêche ou du moins réduit les risques de récidive pour la patiente. Connaitre le nombre de ganglions atteints permet d'évaluer le « N » dans le stade TNM. Le curage est effectué au même moment que la chirurgie lorsque le cancer est de type invasif avec une adénopathie palpable. Le chirurgien enlève souvent une dizaine de ganglions.

Ces interventions ne sont pas sans conséquences, ils peuvent induire une lymphorrhée (cela correspond à une fuite de la lymphe dans l'abdomen), une infection, un lymphœdème. Souvent les patientes après ce type de chirurgie subissent un drainage lymphatique par un kinésithérapeute.

d) La reconstruction

En cas de mastectomie, la reconstruction doit forcément être proposée à la patiente. La reconstruction mammaire immédiate est contre indiquée pour les cancers du sein inflammatoire et n'est pas forcément recommandé dans les maladies locorégionales étendues. Esthétiquement, cette chirurgie aura de nombreuses conséquences dans la vie de la femme. On lui proposera dans un premier temps, une prothèse mammaire externe pour ensuite lui proposer une chirurgie reconstructrice (pose d'un implant, ou par utilisation de lambeaux du dos, de l'abdomen …)

Le second traitement locorégional observé dans le cancer du sein est la radiothérapie.

2. Radiothérapie

La radiothérapie va utiliser des rayons ionisants pour détruire les cellules cancéreuses et empêcher leur dissémination. La radiothérapie agit directement sur l'ADN. Elle agit directement au niveau de la zone à traiter afin de minimiser au maximum d'irradier inutilement. Il existe plusieurs types de radiothérapies suivant la zone à irradier : on, peut citer **l'irradiation mammaire**, **l'irradiation des ganglions** ou encore **l'irradiation pariétale**. Nous détaillerons ces différentes techniques un peu plus bas. La radiothérapie comprend la curiethérapie (mise en place à l'intérieur de l'organisme d'une source radioactive qui traitera la zone à irradier) ou une radiothérapie externe qui permet d'envoyer des rayons sur la zone à irradier. La radiothérapie est à visée curative ou palliative, cela dépend du type de cancer et surtout du stade.

On peut distinguer différents types d'irradiation en fonction de la zone irradiée :

L'irradiation des ganglions : l'irradiation des ganglions du creux sus claviculaire et de la chaine mammaire interne peut avoir lieu en cas d'atteinte ganglionnaire axillaire. L'irradiation ganglionnaire est proposée en cas d'envahissement ganglionnaire axillaire pN1-3 (chaine mammaire interne et aires axillaire 2,3 et 4).

L'irradiation ganglionnaire (chaine mammaire interne et aire axillaire 4) est proposée en cas de tumeur topographique centrale ou interne pN0 ou pN1 (mi) si T3 – T4 ou T2 avec deux critères parmi les suivants : âge inférieur à 40 ans, grade III, phénotype triple négatif, présence d'emboles vasculaire…

L'irradiation mammaire : Elle a lieu suite à une chirurgie conservatrice en cas de carcinome infiltrant ou in situ. On effectue une irradiation externe de l'ensemble du sein ainsi qu'un complément sur le lit tumoral en cas de mauvais pronostic. Le schéma de radiothérapie le plus fréquent une dose de 50 Gy délivré en 25 fractions soit une dose de 2 Gy pendant 5 jours par semaine pendant 5 semaines, cela est souvent completé par un boost de 10-16 Gy délivré sur 1 à deux semaines.

L'irradiation pariétale : Elle est parfois prescrite pour les patients ayant eu une mastectomie pour un cancer infiltrant avec un fort risque de récidive. Elle est aussi proposée lorsqu'il y a un envahissement ganglionnaire axillaire macro-métastatiques quelque soit le nombre de ganglions envahis mais aussi pour les tumeurs T3, T4, T2. Pour les tumeurs T2, il faut qu'elles aient au moins deux critères parmi ceux-ci : mutli-centrité, âge inférieur à 40 ans, grade III, phénotype triple négatif, surexpression/amplification de HER 2. En irradiation pariétale, la dose prescrite est de 50 Gy en 25 fractions.

L'hypofractionnement est réalisé pour les tumeurs de bon pronostic à savoir les stades T1-2 ; N0, ne possédant pas d'embole vasculo-lymphatique en berge saine. L'hypofractionnement est également proposé chez les femmes de plus de 50 ans.

Les patientes porteuses d'une mutation TP53 ont un risque de cancer radio-induit, il faut donc éviter de leur donner de la radiothérapie. On privilégiera la mastectomie chez ces patients plutôt qu'une chirurgie conservatrice.

La radiothérapie peut présenter des évènements indésirables immédiats ou tardifs. Parmi ceux-ci nous pouvons citer : une asthénie, un érythème cutané, un lymphœdème ...

3. Chimiothérapie

Les chimiothérapies peuvent avoir lieu avant la chirurgie, on parlera de **chimiothérapie néoadjuvante** ou bien après la chirurgie, il s'agira alors de **chimiothérapie adjuvante** (dans les 3 mois après la chirurgie). La chimiothérapie peut aussi être réalisée au stade métastatique. Selon le moment où la chimiothérapie est réalisée l'objectif n'est pas le même. L'objectif de la **chimiothérapie néoadjuvante** est de réduire la taille d'une tumeur afin de la rendre opérable. Nous effectuons aussi souvent ce type de chimiothérapie lorsque le cancer est de type inflammatoire. La réponse à la chimiothérapie néoadjuvante est évaluée à l'aide du score RCB « Residual Cancer Burden ». Ce score est évalué sur la pièce opératoire. Il dépend de la cellularité du reliquat tumoral, de la proportion de carcinome in situ, de la dimension du lit tumoral résiduel, du nombre de ganglions métastatiques et de la taille de la métastase ganglionnaire la plus volumineuse. On parlera de réponse pathologique complète lorsqu'il n'y aura pas de reliquat tumoral infiltrant dans le sein et dans le creux axillaire. La chimiothérapie adjuvante a lieu dans les trois mois après la chirurgie, c'est à cette période où les risques de récidives sont les plus importants. L'objectif de cette chimiothérapie est donc de réduire ces risques de récidives. Au stade métastatique, la chimiothérapie permet de faire « survivre » la patiente et d'essayer de contrôler la maladie qui est déjà bien diffuse. Les chimiothérapies peuvent être prises sous forme orale ou bien par voie intraveineuse par le biais d'une chambre implantable. La chimiothérapie est administrée par cycle de traitement suivi d'une période de pause. La durée de traitement varie selon le traitement en question. Avant le début de chaque chimiothérapie, un bilan sanguin est nécessaire afin de vérifier l'état général de la patiente afin d'effectuer l'administration du traitement ou non.

Il existe différentes classes de chimiothérapies selon l'endroit où elles agissent au niveau du cycle cellulaire. L'objectif des chimiothérapies est de conduire soit à la destruction des cellules cancéreuses soit à l'arrêt de la croissance des cellules.

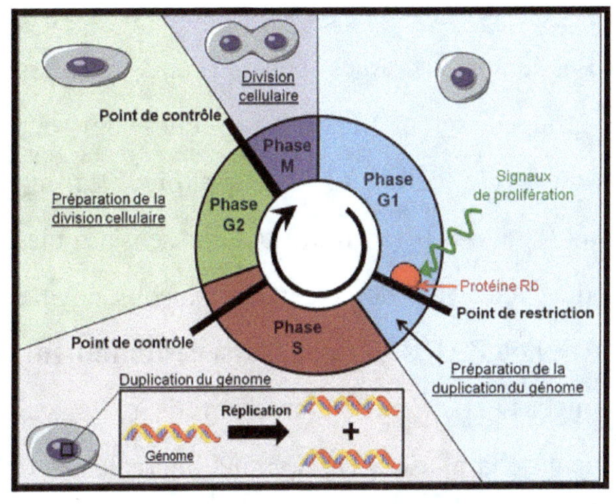

Cette figure permet de rappeler le cycle cellulaire comprenant plusieurs phases (G1, S, G2, M). La **phase G1** est une phase de croissance cellulaire, la **phase S** est une phase de synthèse où l'acide desoxyribonucléique (ADN) sera dupliqué, la **phase M** équivaut à la mitose (prophase, métaphase, anaphase, télophase) Lors de la **phase G2**, il y a la fin de la duplication de l'ADN et la fin de la croissance cellulaire Ce cycle cellulaire ne se fait pas de façon anarchique, il y a un certains nombres de signaux cellulaires qui permettent de tout contrôler, il y a également des points de contrôles spécifiques permettant le passage d'une phase à une autre.

Les chimiothérapies peuvent être séparées en quatre groupes selon l'endroit où elles agissent au niveau du cycle cellulaire. Nous avons, les **agents alkylants** (cyclophosphamide) qui agissent à toutes les phases du cycle. Ils vont créer des liaisons covalentes avec l'ADN ou l'ARN. Il existe aussi des **inhibiteurs de topoisomérase II,** on parle d'anthracyclines. Ils agissent au moment de la phase S et ils vont s'intercaler entre les deux brins d'ADN. Parmi, ces inhibiteurs nous retrouvons l'epirubicine. Souvent, les patients atteints d'un cancer du sein ont une association de cyclophosphamide et d'epirubicine (EC). La troisième classe de chimiothérapie agit au moment de la phase S. Ce type de chimiothérapie vont se substituer à des composés de l'ADN (groupe des **antimétabolites** comprenant par exemple le 5- Fluorouracile 5- FU). La dernière classe de chimiothérapie est celle qui agit au niveau de la phase M en bloquant la division cellulaire, cela correspond aux **poisons du fuseau.**

On parle souvent de poly chimiothérapie, car la patiente ne recevra pas qu'un seul type de chimiothérapie mais souvent une combinaison de celles-ci. En chimiothérapie adjuvante on a souvent du cyclophosphamide associé à une anthracycline et/ ou un taxane. En néoadjuvant, on n'a pas le cyclophoshamide, sinon la combinaison est similaire. Au stade métastatique, on privilégiera souvent la monochimiothérapie.

Les chimiothérapies conduiront à un certain nombre d'effets indésirables qui sont patientes dépendantes. Parmi ceux-ci nous avons : la fatigue, l'alopécie, des troubles cutanés comme le syndrome main-pied, une leucopénie, une aménorrhée, des troubles cardiaques, des troubles digestifs …

Dans le tableau ci-dessous, les principales chimiothérapies utilisées dans le cancer du sein seront résumées.

Classe	Molécule	Mode administration	Indications
Agents alkylants	*Cyclophosphamide*	Orale ou intraveineuse	Adjuvant, métastatique
,Inhibiteurs de topo-isomérases	*Doxorubicine*	intraveineuse	Adjuvant, métastatique
	Epirubicine	intraveineuse	Adjuvant, métastatique
Antimétabolites	*5- fluoro uracile*	intraveineuse	adjuvant
	Capécitabine (Xeloda)	orale	métastatique
	Gemcitabine (Gemzar)	intraveineuse	métastatique
	Methotrexate	intraveineu	adjuvant

		se	
Poisons de fuseau	*Docétaxel (Taxotere)*	intraveineuse	Adjuvant, métastatique
	Paclitaxel (Taxol)	intraveineuse	Adjuvant, métastatique
	Vinorelbine	Orale ou intraveineuse	métastatique
	Eribuline	intraveineuse	métastatique

Le **cyclophasphamide** est un médicament qui après administration est converti par l'organisme en médicament pharmacologiquement actif. Le cyclophasphamide ajoute un groupement alkyle à la structure ADN, ce qui empêche la réplication et qui va conduire à l'apoptose cellulaire. Le cyclophasphamide est indiqué pour les cancers du sein triple négatif (4 EC 90 dose dense tous les 14 jours puis 12 Taxol) mais aussi pour le cancer du sein hormonodépendants (3-4 EC 100 puis 3-4 cycles de taxanes +/- trastuzumab selon le statut HER2. Les prémédications courantes sont les corticoïdes pendant 3 jours à 20 mg et des antiémétiques. Les toxicités que l'on peut rencontrer avec le cyclophasphamide peuvent être : de la fièvre, de l'asthénie, des frissons, des cardiomyopathies, des mucites, des colites, une alopécie, une hépatotoxicité, une myélosuppression, une diminution des globules blancs, des nausées, une sécheresse cutanée et des muqueuses, une extravasation.

La **doxorubicine** est un inhibiteur de topoisomérase de type II qui permet l'accessibilité aux enzymes de réplication de l'ADN par cassure double brin puis religature modifiant la structure 3D de l'ADN. Inhibée l'enzyme ne restaure plus les lésions doubles brins conduisant à une mort cellulaire. Dans le cancer du sein, il est souvent donné en combinaison Adriamycine-Doxorubine à une dose initiale de 60 mg/m². Les prémedications possibles sont des antiémétiques et des corticoides. Les toxicités induites par la **doxorubicine** peuvent être **hématologique (neutropénie), hépatique, gastrointestinale, toxicité cardiaque...** En parallèle de la surveillance biologique une surveillance cardiaque est souvent réalisée de façon régulière (ETT tous les 3 mois).

L'**epirubicine** est également un inhibiteur de topoisomérase de type II. Il est donné en parallèle de la cyclophosphamide.

Le **capecitabine** que l'on appelle encore Xeloda est capable d'inhiber la synthèse des anti métabolites et incorpore l'ADN/ ARN des nucléotides. Dans le cancer du sein, la capecitabine se prend 21 jours sur un cycle de 28 jours avec une semaine de pause. Le Xeloda est donné dans le cancer du sein en situation localisée en cas de réponse incomplète après chimiothérapie néo-adjuvante et en situation métastatique. La prémédication est souvent des antiémétiques. Les toxicités les plus fréquentes du xéloda sont des diarrhées, des vomissements, des nausées, des neutropénies, des syndromes mains pieds, des céphalées, des dysgeusies, des conjonctivites….

La **gemcitabine** agit au niveau de la phase S. Il est métabolisé dans les cellules hépatiques, sanguines, rénales par un nucléoside kinase en dFdCDP et dFdCTP. Les toxicités fréquentes avec ce traitement sont des thrombopénies, un syndrome pseudo-grippal, des diarrhées, des œdèmes, des alopécies de façon rare.

Le **taxotère / docétaxel** permet de stabiliser les microtubules, il y aura une inhibition de la dépolymérisation ce qui va bloquer la mitose. Le taxotère est donné en adjuvant dans le cancer du sein ou en situation métastatique. De la pré-médication est donnée, il s'agit de corticoïdes et d'antiémétique. Les principales toxicités que l'on peut rencontrer avec le taxotère sont des neutropénies, des cytolyses, des alopécies, des larmoiements.

L'**éribuline** inhibe la croissance des microtubules, il va provoquer un blocage de la phase G2/M du cycle cellulaire. L'**éribuline** est prescrit dans le cancer du sein métastatique en $2^{\text{ème}}$ et $3^{\text{ème}}$ ligne de traitement. Les toxicités induites par l'**éribuline** sont une aplasie médullaire, une neuropathie périphérique, une alopécie, un allongement du QT, une asthénie, une anorexie, des constipations…

La **vinorelbine** est un poison du fuseau inhibant la polymérisation de la tubuline entrainant un blocage de la division mitotique en phase G2, on aura donc une mort cellulaire en interphase ou à la mitose suivante. La vinorelbine est donné dans le cancer du sein métastatique. Les toxicités liées à ce traitement les plus fréquentes sont une leucopénie, une anémie, une thrombopénie, des nausées, des vomissements, des paresthésies…

Le **paclitaxel / taxol** va se fixer aux microtubules empêchant ainsi la dépolymérisation et donc induire une mort cellulaire.

4. Hormonothérapie

L'hormonothérapie a pour but d'empêcher la stimulation des cellules tumorales par les hormones sexuelles féminines qui agissent comme des facteurs de croissance. Nous pouvons dissocier l'hormonothérapie médicamenteuse et l'hormonosuppression non médicamenteuse (ovariectomie, provoquant un arrêt de la production des œstrogènes). L'hormonothérapie est donnée aux patientes ayant un cancer de type hormonodépendant (récepteurs hormonaux positifs, œstrogène ou progestérone).

L'hormonothérapie est administrée de façon orale, intramusculaire ou en sous cutanée. On peut la donner en adjuvant, en néoadjuvant, ou au stade métastatique. En adjuvant, l'hormonothérapie est prescrite pour au minimum 5 ans pour les cancers infiltrant, elle permet de réduire le risque de récidive de façon locale ou à distance.

Il existe trois grands groupes d'hormonothérapie :

Les analogues de la LH-RH : ils permettent la suppression de la production des hormones ovariennes en bloquant la sécrétion hypophysaire de FSH/LH. (**zoladex, enantone, decapeptyl**).
 L'équivalent non médicamenteux est l'ovariectomie ou l'irradiation des ovaires.

Les anti-oestrogènes : ils vont entrer en compétition avec les hormones sexuelles en prenant la place des œstrogènes naturelles sur les récepteurs et ainsi bloquer leur action. (**tamoxifène, fulvestrant**). Le tamoxifène peut conduire à des phlébites. Il a un effet ostéoporotique chez les femmes non ménopausées.

Les anti-aromatases : ils ont pour rôle de bloquer la conversion des androgènes en œstrogènes. (**anastrozole, letrozole, exemestane**). Avant l'initiation de ces traitements, un bilan lipidique et une ostéodensitométrie doivent être proposés

Le choix du traitement va dépendre du statut ménopausique de la patiente, du stade d'avancée de la maladie, et du degré d'hormonosensibilité de la tumeur.

Pour résumer, une femme non ménopausée ayant un cancer de type RH+ prendra un anti-oestrogène (tamoxifène) pour une durée de cinq ans avec un agoniste de la LH-RH et pour une femme ménopausée, on lui prescrira des anti-aromatase et des anti-oestrogènes. Une femme est considérée ménopausée, si elle a subi une ovariectomie, si elle a plus de 60 ans, si elle a une aménorrhée depuis plus de 12 mois et si les taux de FSH et d'œstradiol sanguin indique un statut ménopausique. Si une femme avait ses règles avant la chimiothérapie, on lui donnera du zoladex.

Il est important de rappeler la notion de **résistance** et de **sensibilité** à l'hormonothérapie. On parle de haute **sensibilité** à l'hormonothérapie quand la rechute a lieu au moins 12 mois après la fin du traitement par hormonothérapie au stade adjuvant ou si le/ la patient (e) n'a jamais eu d'hormonothérapie pour le stade avancé de sa maladie.

On parle de **résistance primaire** lorsque la rechute a lieu dans les vingt-quatre mois alors que le patient recevait de l'hormonothérapie en adjuvant ou si la progression a lieu dans les six mois lors du traitement par hormonothérapie au stade avancé de la maladie.

On parle de **résistance secondaire** lorsque la rechute a lieu après au moins vingt-quatre mois d'hormonothérapie en adjuvant et dans les douze mois après la fin de l'hormonothérapie en adjuvant, ou si une progression est présente après au moins six mois d'hormonothérapie pour une maladie avancée.

Dans le cadre du cancer du sein métastatique exprimant les récepteurs aux hormones. La résistance à l'endocrinothérapie peut être due qu'aux récepteurs aux œstrogènes ou bien pas uniquement à ces récepteurs ou ne pas être liées à cela. Cette variation va induire une prise en charge thérapeutique différente. Dans le cas un, le patient sera traité par des SERD, SERMs. Les SERD sont des Selective Estrogen Receptor Degradation, ils agissent en dégradant les récepteurs hormonaux des cellules empêchant les œstrogènes d'exercer leur effet stimulant sur les cellules cancéreuses. Les SERMs sont les Selective Estrogen Receptor modulators. Les SERM sont des molécules non stéroïdiens qui fonctionnent comme des agonistes ou des antagonistes pour les récepteurs d'œstrogènes (ER) d'une manière cible dépendant (spécifique des gènes et des tissus). Contrairement aux œstrogènes qui fonctionnent comme des agonistes des ER et qui diffèrent principalement en puissance, les SERM ont la capacité unique d'agir sélectivement comme agonistes ou antagonistes d'un récepteur cible et de manière tissu spécifique. La spécificité des SERM implique une expression spécifique des sous-types d'ERs dans les tissus, l'expression des différentes protéines co-régulatrices dans les divers tissus ainsi que des changements variables dans la conformation des ER induits par la liaison du ligand

Dans le cas deux, les patients auront la même thérapie que dans le cas un à laquelle on associera des thérapies ciblées (PIK3CA, mTOR, FGFR1, HER2…).

Dans le cas trois, les patients seront traités par des inhibiteurs de PARPS, des anticorps conjugués.

5. Thérapie ciblée

Grâce à l'évolution des connaissances sur les mécanismes cellulaires des cellules cancéreuses, il a pu être mis en place des thérapies ciblées, ce qui permet d'offrir à chaque patiente une thérapie qui lui est propre. L'objectif de ces thérapies est d'agir au niveau d'une voie de signalisation cellulaire particulière. Les thérapies ciblées peuvent être données seule, en complément d'une chimiothérapie ou d'une hormonothérapie. Les thérapies ciblées peuvent être données de façon adjuvante, néo adjuvante ou au stade métastatique. Les anti-HER2 sont données de façon systématique lorsque nous avons une tumeur exprimant HER2. Les thérapies ciblées sont prises soit de façon orale, soit en intraveineuse soit en sous cutanée.

Parmi les thérapies ciblées, nous pouvons citées : les inhibiteurs des CDK 4/6, l'inhibiteur de mTor, les anti-HER2, l'anticorps antiangiogénique. Ces dernières thérapies sont résumées sur la figure ci-dessous.

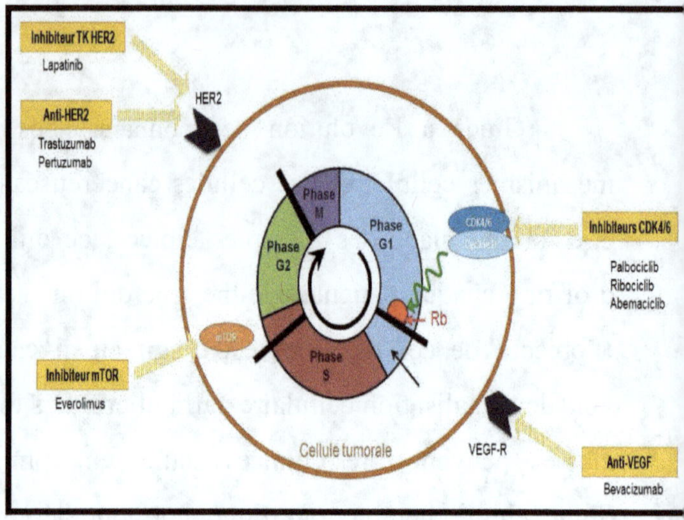

- Les **inhibiteurs de mTor** : Parmi ceux-ci nous pouvons citer **Everolimus.** Il agit au niveau de la voie de PIK3CA/ AKT/ Mtor.

- L'évérolimus est un inhibiteur sélectif de mTOR (mammalian target of rapamycin –cible de la rapamycine chez les mammifères). mTOR est une sérine-thréonine kinase dont l'activité est connue comme étant dérégulée dans de nombreux cas de cancers humains. L'évérolimus se lie à la protéine intracellulaire FKBP-12 formant un complexe qui inhibe l'activité du mTOR complex-1 (mTORC1). L'inhibition du mTORC1 dont la voie de signalisation interfère avec la traduction et la synthèse de protéines par réduction de l'activité de la protéine kinase ribosomale S6 (S6K1) et avec la protéine 4EBP-1 se liant au facteur d'élongation 4 (eucaryotic elongation factor) qui régule les protéines impliquées dans le cycle cellulaire, l'angiogénèse et la glycolyse. S6K1 phosphorylerait le domaine fonctionnel d'activation 1 du récepteur aux œstrogènes, responsable d'une activation du récepteur indépendante du ligand. L'évérolimus réduit les taux du facteur de croissance de l'endothélium vasculaire (VEGF) qui potentialise le processus d'angiogénèse tumoral. L'évérolimus est un inhibiteur puissant de la croissance et de la prolifération des cellules tumorales, des cellules endothéliales, des fibroblastes et des cellules musculaires lisses vasculaires et il a été montré qu'il réduisait la glycolyse des cellules tumorales *in vitro* et *in vivo*. L'everolimus peut provoquer des pneumopathies non infectieuses, des stomatites, des thrombopénies, des neutropénies fébriles ou non. Comme inhibiteur de cette voie nous avons également l'alpélisib.

L'**alpélisib** est un inhibiteur oral alpha spécifique de la phosphatidylinositol-3-kinase de classe I appartenant à la classe de composés 2-aminothiazolés.

L'**alpélisib** est capable d'inhiber in vitro la phosphorylation des cibles de PI3Kalpha y compris l'AKT sélectivement dans les lignées cellulaires mutées PIK3CA. Cette inhibition induit parallèlement une augmentation de la transcription des récepteurs aux œstrogènes sensibilisant ces cellules à l'inhibition de ces récepteurs par un traitement par fulvestrant.

L'alpélisib en association avec le fulvestrant est donné chez les adultes (hommes et femmes ménopausées) atteint d'un cancer du sein localement avancé ou métastatique avec récepteurs hormonaux positif, HER 2 négatif mais avec une mutation PIK3CA. Cette combinaison de traitement sera proposée s'il n'y a pas de propagation viscérale symptomatique et s'il n'y a pas de cancer du sein de type inflammatoire. On donnera cette association médicamenteuse suite à un échec d'au moins deux lignes de traitements en situation métastatique incluant un inhibiteur de CDK4/6 et un anti-aromatase sauf si la patiente n'était pas éligible à ce type de traitement.

Parmi les évènements indésirables les plus fréquents de l'alpélisib on a l'hyperglycémie, des dyspnées, des toux, de la fièvre, des rashs, des érythèmes cutanés, de la fatigue, des vertiges, une neutropénie, une anémie, une thrombopénie, des nausées, de la diarrhée, des vomissements…

SOLAR 1 est une étude de phase III qui a montré une augmentation de la survie chez les patientes ménopausées RH+ HER 2- ayant progressé avant ou après un inhibiteur d'aromatase qui ont eu alpelisib + fulvestrant.

- Les **anti-HER2** : Parmi ceux-ci, on a l'HERCEPTIN, PERJETA, KADCYCLA (TDM-1), TYVERB. Dans cette catégorie, nous avons des anti-corps monoclonaux mais aussi des inhibiteurs de la tyrosine kinase. L'objectif de ces molécules est de bloquer le récepteur HER2, les voies de transduction du signal seront alors inhibées. Le trastuzumab est un anticorps monoclonal qui se fixe à la partie extracellulaire du récepteur HER2. Il a montré son efficacité en monothérapie ou en association avec une chimiothérapie en phase métastatique ou en néoadjuvant pour les stades précoces. Le trastuzumab est capable d'agir au niveau des voies de signalisation PI3K/AKT, RAS/MAPK conduisant à un arrêt du cycle cellulaire, une réduction de l'angiogenèse. Le trastuzumab se fixe à la partie extracellulaire du récepteur HER2. Le trastuzumab est donné en situation métastatique en monothérapie ou en association avec du paclitaxel ou du docétaxel. Le trastuzumab est donné en situation précoce avec la chimiothérapie adjuvante, néoadjuvante.

- **L'anticorps anti angiogénique** comprenant l'avastin plus connu sous le nom de Bevacizumab cible Vascualr Endothelial Growth Factor (VEGF), qui est un facteur de croissance endothéliale qui favorise normalement la croissance des vaisseaux. L'avastin va donc se lier au récepteur VEGF, les cellules n'auront plus les nutriments et l'oxygène pour croitre et la croissance cellulaire sera ainsi stoppée.

- **Les inhibiteurs de CDK 4/6** comprenant le ribociclib, le palpociclib et l'abemaciclib. Cette partie sera détaillée plus en détail dans la partie ci-dessous.

6. Les inhibiteurs CDK4-6

a. Généralités

Depuis 2015, les inhibiteurs CDK4-6 ont pu obtenir leur autorisation de mise sur le marché grâce à un certain nombre d'essais clinique de phase 3. Parmi ceux-ci, nous pouvons parler de MONARCH 2, MONARCH 3, PALOMA 2, PALOMA 3, MONALEESA 2 et MONALEESA 3. La sécurité et l'efficacité de l'abemaciclib a été montrée dans les essais MONARCH 2 et 3. MONARCH 2 est un essai de phase III qui a montré une amélioration de survie de 7,2 mois de survie sans progression pour des patientes (cancer localement avancé RH+ /HER2-) traitées par abémaciclib + hormonothérapie comparé au groupe contrôle.

Les inhibiteurs de CDK4/6 agissent au niveau du cycle cellulaire et entrainent un arrêt de la prolifération cellulaire en agissant au niveau de la protéine du rétinoblastome. Parmi ces inhibiteurs nous avons le palbociclib, le ribociclib et l'abemaciclib. Ils sont prescrit pour les patients ayant un cancer du sein de type RH+/HER2-.

L'**abémaciclib** a montré son efficacité en terme de survie sans progression chez des patientes naïves d'inhibiteur CDK4/6 ayant eu un cancer du sein métastatique RH +, HER2- lorsque celui-ci est donné en association avec une thérapie endocrinienne. Certaines études ont montré également que l'abémaciclib pouvait renforcer l'activité anti-tumorale de l'imlunestrant. L'imlunestrant est un antagoniste des récepteurs aux œstrogènes. L'association de l'abemaciclib avec l'imlunestrant inhibe synergiquement la croissance des cellules résistantes au palbociclib (observable par une diminution de ki67 et d'une augmentation de l'apoptose).

Le **palpociclib** est le premier représentant de cette classe thérapeutique à avoir reçu son autorisation de mise sur le marché (AMM). Cela a été permis grâce aux études de phase III intitulée PALOMA 2 et 3.Cette molécule est indiquée dans le traitement du cancer du sein localement avancé ou métastatique RH+ HER2- en association avec un inhibiteur de l'aromatase ou en association avec le fulvestrant chez les femmes ayant été déjà par hormonothérapie. Les femmes non ménopausées ont un agoniste de la LH-RH. PALOMA 2 était une étude de phase III permettant de montre l'efficacité et la tolérance du palpociclib en association avec le letrozole. Le critère de jugement principal de cette étude était la survie sans progression évaluée avec les critères RECIST.

Les critères RECIST permettent d'avoir une évaluation standardisée de l'évaluation tumorale. La version actuelle est la 1.1 sortie en 2009 se limitant à **5 lésions cibles** en intégrant l'analyse ganglionnaire et les lésions osseuses sous certaines conditions. Le principe est simple, nous avons un examen de référence, celui de la baseline avant toute prise de traitement, les scanners seront fait à un rythme régulier en comparaison à cette baseline et permettront de définir la réponse tumorale. Cette dernière peut être complète, partielle, la maladie peut être stable ou en progression.

Souvent, les lésions cibles sont choisies par le radiologue et/ou l'oncologue qui a plus connaissance de l'histoire du patient. On prend souvent les plus grosses, les mieux délimitées, on en prend au maximum 5. Ce choix est parfois difficile notamment au niveau des lésions hépatiques où le rehaussement est variable selon le temps d'injection.

On parle de **réponse partielle** lorsqu'on a au moins une diminution de 30 % par rapport à la baseline. On parle de **progression** quand on a une augmentation d'au moins 20 % par rapport au Nadir. Le NADIR est la meilleure réponse déjà obtenue. On parle de stabilité lésionnelle quand il y a ni réponse ni progression

Les lésions non cibles sont des lésions mesurables mais non sélectionnées comme lésion cibles. On a tendance à vouloir faire une évaluation qualitative des lésion non cibles. On parle parfois de progression équivoque qui doit représenter une progression générale de la maladie et non pas d'une seule lésion.

	Réponse	Répons	Stabilité	Progressi

	Complète (RC)	e partielle (RP)	(S)	on (P)
Lésions cibles	Disparition de toutes les lésions Tous les ganglions cibles ou non cibles doivent avoir atteint une dimension inférieure à 10 mm dans leur plus	Diminution d'au moins 30 % de la somme des diamètres des lésions cibles par rapport à la somme initiale (baseline)	Ni RP ou RC ni PD	Augmentation de plus de 20 % de la somme des diamètres des lésions cibles par rapport au NADIR, y compris la visite de baseline. La somme doit être d'au moins 5

	grand axe			mm. S'il existe une progression par rapport au NADIR et une réponse par rapport à la baseline, c'est la progression qui prédomine.
Lésions non cibles	Disparition de toutes les lésions non	Persistance d'au moins une	Augmentation indiscutable de la taille des	

	cibles et normalisation des marqueurs tumoraux. Tous les ganglions lymphatiques doivent avoir atteint un diamètre inférieur à 10 mm	lésion non cible et/ou marqueur tumoral au-dessus des normales	lésions non cibles ou apparition d'une nouvelle lésion	

PALOMA 3 est une étude qui permet de comparer l'association entre palbociclib avec fulvestrant et fulvestrant avec placebo. L'étude a été stratifiée selon le statut ménopause (post ou prémenopause), la sensibilité à l'hormonothérapie antérieure, et l'atteinte viscérale métastatique. Le traitement est poursuivi jusqu'à progression. **PALMIRA** est une étude qui permettait de rechallenger le palbociclib en L2, cette étude est ressortie négative.

Le **ribociclib** est le deuxième membre de cette famille a avoir obtenu son AMM grâce à deux essais cliniques : MONALEESA 2 et 3. Le ribociclib peut induire des neutropénies, des nausées, des vomissements, des diarrhées, des alopécies, des aphtes, des mucites, des infections, des toxicités cutanées.

b. Mécanisme d'action

Le cycle cellulaire est initié par une multitude de signaux cellulaires : voie PI3K/AKT/MTOR, la voie RANK, la protéine HER2, les récepteurs hormonaux. Lorsque ces voies sont activées, la cellule va proliférer. Une cellule normale, nait lors de la mitose, puis elle vieillit et finira par mourir par une mort cellulaire (apoptose, nécrose..). Une cellule tumorale a perdu sa capacité d'apoptose et va se multiplier de façon anarchique. Le cycle cellulaire est fait de plusieurs phases dans un ordre bien précis, qui est dépendant de complexes CDK/cycline. Il existe des points de contrôle permettant d'aller d'une phase à une autre. Un des points de contrôle majeur et qui nous intéressera ici est la protéine du rétinoblastome qui quand elle est phosphorylée est inactive. Cette protéine est un facteur suppresseur de tumeur. Par conséquent, cette protéine joue un rôle primordial dans la poursuite du cycle : lorsqu'elle est active, elle empêche la progression de la cellule de la phase G1 à la phase S et lorsqu'elle reçoit des signaux de prolifération, la protéine est désactivée pour autoriser le passage de la phase G1 à la phase S. En effet, sous l'influence de facteurs de croissance, les concentrations de cyclines D vont augmenter dans le cytoplasme et vont se comporter comme des catalyseurs vis-à-vis des kinases CDK4/6, formant ainsi un complexe protéique actif, qui va phosphoryler la protéine Rb et aboutir à son inactivation. Cette phosphorylation va également permettre la libération du facteur de transcription E2F (qui était piégé au sein du Rb) et de ce fait entrainer la transcription du gène de la cycline suivante et donc la poursuite du cycle. Dans le cas du cancer du sein hormonodépendant (RH+), la croissance de la tumeur va dépendre des œstrogènes, qui contribuent à l'induction de l'activité des CDK4/6 en augmentant la production de Cycline D. Les œstrogènes en se liant à leurs récepteurs sont responsables d'une hyper activation des protéines de signalisation dans le noyau et vont conduire à la transcription des cyclines D. Il y aura par conséquent une grande quantité de cyclines D produites et donc une augmentation de l'activité des CDK, le complexe ainsi formé désactivera la protéine du Rb (dont la fonction principale est de bloquer le cycle cellulaire en phase G1). Les CDK4/6 sont une cible intéressante pour lutter contre la tumorogénèse.

Récemment, plusieurs inhibiteurs des CDK4/6 ont été développés. Ces inhibiteurs vont se lier de manière compétitive au complexe CDK4/6-Cycline D, empêchant ainsi la fixation de l'ATP (adénosine triphosphate) élément responsable de la réaction chimique de phosphorylation). La protéine du rétinoblastome ne pourra donc pas être phosphorylée et restera active. De ce fait, le facteur de transcription ne pourra pas être libéré, bloquant ainsi la poursuite du cycle cellulaire. L'association des inhibiteurs des CDK4/6 à l'hormonothérapie va permettre de contrôler de manière synergique la prolifération cellulaire, de par une inhibition compétitive des cibles mais aussi potentiellement de retarder une possible résistance à l'hormonothérapie.

7.   Les inhibiteurs de PARP

Si la patiente a une mutation germinale BRCA 1 ou 2, il y aura la possibilité de donner de l'olaparib (inhibiteur de PARP). L'olaparib connu aussi sous le nom de Lynparza est indiqué en monothérapie pour le traitement des patients adultes atteints d'un cancer du sein localement avancé ou métastatique HER2 négatif et ayant une mutation germinale de BRCA 1/ 2. Les patientes doivent avoir précédemment été traité par une anthracycline et un taxane au stade néoadjuvant ou métastatique sauf si les patientes ne sont pas éligibles pour cela. Grâce aux résultats de l'étude **Olympiad** une extension de l'utilisation de l'olaparib est discutée. Olympiad est une étude de phase III en ouvert ayant comparé l'olaparib à une chimiothérapie au choix de l'investigateur (capécitabine, vinorelbine ou éribuline) chez des patientes ayant un cancer du sein HER2- avec mutation germinale des gènes BRCA1/2. Le critère de jugement principal de cette étude était d'évaluer la survie sans progression. Dans cette étude, 302 patients ont été randomisés, avec 205 patients dans le groupe olaparib et 97 dans le bras chimiothérapie. Cette étude a montré une supériorité de l'olaparib comparé à la chimiothérapie avec la survie sans progression. La médiane de survie sans progression était de 7.03 mois dans le groupe olaparib versus 4.17 mois dans le groupe chimiothérapie.

Les principaux effets indésirables que l'on peut rencontrer avec l'olaparib sont des nausées, des anémies, des vomissements, de la fatigue, des neutropénies, des diarrhées, des céphalées.

Avant la prescription de celui-ci, le **calcul du score CPS/EG** devra être établi. En effet si celui-ci est supérieur ou égal à 3 cela signifie que la patiente sera à haut risque de rechute à distance. CPS signifie Clinical Pathologic Score, il inclut le stade clinique prétraitement et le stade pathologique post traitement. EG signifie Estrogen Grade, il inclut le statut du récepteur œstrogène prétraitement et le grade nucléaire prétraitement.

BRCA 1 et BRCA 2 sont des gènes ayant une forte pénétrance dans le cancer du sein. 5 % des cancers du sein sont liés à une mutation germinale au niveau de ces gènes.

BRCA 1 et BRCA 2 sont des protéines impliquées dans le système de réparation de l'ADN. **Olaparib** est un inhibiteur de PARP qui a montré une bonne réponse dans les tumeurs avec une mutation germinale au niveau de BRCA 1 et BRCA 2. PARP est essentiel pour la réparation de l'ADN. Dans les cellules qui sont incapables de réparer ces lésions (telles que celles traitées avec des inhibiteurs de PARP), les cassures monobrin sont converties en ruptures double brin au passage de la fourche de réplication. La recombinaison homologue est la voie de réparation préférée pour les cassures d'ADN double brin. Les cellules incapables d'effectuer une réparation de l'ADN via HRR comme les cellules possédant une mutation BRCA 1 ou 2 (protéines nécessaires au HRR) sont à risque d'accumuler plusieurs lésions qui conduiront à l'apoptose. Les patientes ayant une mutation BRCA 1 ou 2, seront capable de produire beaucoup de néo antigènes, c'est pourquoi on couple olaparib avec une immunothérapie telle que le durvalumab par exemple.

8. Immunothérapie et cancer du sein

Dans le cancer du sein triple négatif, il est dans certaines conditions proposées à la patiente de l'immunothérapie couplée à de la chimiothérapie. Parmi les immunothérapies la plus connue est **l'atezolizumab** qui est un anti-PDL1. Les anti- PDL1 agissent sur le système immunitaire, ils vont stimuler le système immunitaire du patient afin que celui-ci soit capable de détruire les cellules tumorales.

Il existe la règle des 3 E « **élimination, équilibre et échappement** ». Lors de la phase d'élimination, notre système immunitaire est capable de reconnaitre les éléments étrangers et va les détruire. Lors de la phase d'équilibre, on a des cellules tumorales qui sont capables de persister, cela s'explique par le fait que soit le système immunitaire est défaillant soit car la cellule tumorale a des mutations génétiques qui empêche qu'elle soit détruite. Lors de cette phase, les cellules tumorales ne sont pas encore trop nombreuses et le système immunitaire arrive encore à gérer. Lors de la phase d'échappement, le système immunitaire n'est plus capable de contrôler les cellules tumorales

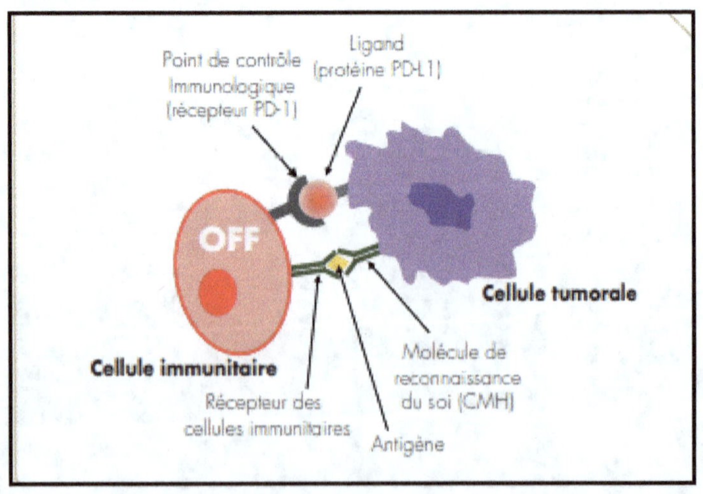

L'objectif de l'immunothérapie sera d'empêcher les cellules tumorales d'inactiver le système immunitaire. Les cellules tumorales développent à leur surface des molécules appelées ligand PD-L1. Ces molécules se lient avec des récepteurs appelés PD-1 situés à la surface des cellules immunitaires. Elles désactivent la vigilance des cellules immunitaires et peuvent ainsi se multiplier sans risque de destruction. Les traitements d'immunothérapie visent à empêcher cette interaction en introduisant des anticorps monoclonaux dans l'organisme du patient. Ces anticorps se lient de façon prioritaire soit aux récepteurs PD-1 (anti-PD1) soit aux ligands PD-L1 (anti-PDL1), ce qui ré-active la vigilance des cellules immunitaires. Dans le cancer du sein, l'atezolizumab est un anti- PDL-1.

Dans les cancers du sein, une forte infiltration lymphocytaire T-CD8+ au sein de la tumeur est associée à un bon pronostic alors qu'une infiltration en cellules immunosuppressives de type myéloïde (Macrophages, gMDSC, mMDSC) ou T-régulatrice, Th17 est associée à un pronostic plus sombre. Le profil de réponse immunitaire constaté dans le tissu tumoral semble donc constituer un facteur pronostic important dans les cancers du sein, au stade localisé mais aussi au stade métastatique

Dans le cancer du sein triple négatif en néoadjuvant et en adjuvant, il est possible de donner à la patiente du pembrolizumab qui est une immunothérapie en association à une chimiothérapie. Le pembrolizumab se prend toutes les 3 semaines à 200 mg. La chimiothérapie associée est du **paclitaxel** qui se prend à J1, J8 et J15 tous les 21 jours, **carboplatine** à la dose de 1.5 AUC, J1 ,J8 et J15 tous les 21 jours, l'épirubicine à la dose de 100 ,mg/m² une injection tous les 21 jours. Cela est associée à du cyclophosphamide à la dose de 500 ,mg/m² une injection tous les 21 jours.

9. Les anticorps conjugués

Les anticorps conjugués utilisés en oncologie pour le cancer du sein sont le trastuzumab deruxtecan, le sacituzumab govitecan, le trastuzumab emtansine 1 (TDM-1), le datopotamab-deruxtecan.

Le TDM-1 a comme anticorps le trastuzumab qui est une immunoglobuline G1 humanisé, son antigène cible est HER2. Il est donné dans le cancer du sein HER2+ en localisé et en métastatique. Le TDM-1 peut conduire à une augmentation des transaminases, une hyperbilirubinémie, une thrombocytopénie, une neuropathie périphérique, une pneumopathie interstitielle, un dysfonctionnement ventriculaire gauche. Des adaptations de dose peuvent être effectuées en fonction du tableau des effets indésirables présentées par le patient.

Le datopotamab-deruxtecan (6 mg/kg toutes les trois semaines) est un anticorps conjugué couplant une chimiothérapie et un anticorps ciblant TROP2, une protéine présente à la surface des cellules tumorales. Cette molécule est testée dans l'essai clinique Tropion Breast 01 qui est un essai de phase 3. La population de cet essai était des femmes en situation métastatique hormonodépendant RH+, HER 2- traitée par une ou deux lignes de chimiothérapie. Cet essai comparait la chimiothérapie standard à l'anticorps conjugué. Cet essai est ressorti positif avec un retard d'apparition de la progression comparé au traitement standard. Des essais cliniques complémentaires sont en cours. Le datopotamab-deruxtecan peut provoquer une sécheresse oculaire, une anémie, une neutropénie, des nausées, des vomissements, des constipations, de la fatigue, une alopécie…

Le sacituzumab govitecan (trodelvy) se lie aux cellules cancéreuses exprimant Trop-2 puis est internalisé avec la libération subséquente de SN-38 par un agent de liaison hydrolysable. Le SN-38 interagit avec la topoisomérase I et empêche la religation des coupures simple brin induite par la topoisomérase I. Les lésions de l'ADN qui en résultent entraînent l'apoptose et la mort cellulaire. Le Trodelvy a comme effet indésirable une neutropénie, des nausées, des vomissements, des diarrhées, des réactions d'hypersensibilité, de la fatigue, une alopécie,une anémie, de la constipation, une perte d'appétit, des douleurs abdominales, de la dypsnée.

Enhertu est un anticorps conjugué ciblant le récepteur HER2. L'anticorps est une IgG1 anti-HER2 humanisée couplée au déruxtecan (DXd), un inhibiteur de la topoisomérase I, par un agent de liaison tétrapeptidique clivable. L'anticorps conjugué est stable dans le plasma. La fonction de la composante anticorps est de se lier aux récepteurs HER2 exprimés à la surface de certaines cellules tumorales. Après la liaison, le complexe trastuzumab déruxtécan est alors internalisé et l'agent de liaison est clivé dans la cellule par des enzymes lysosomales dont l'expression est régulée positivement dans les cellules cancéreuses. Une fois libéré, le deruxtecan qui diffuse à travers la membrane provoque des lésions de l'ADN et la mort cellulaire par apoptose. Le DXd, un dérivé de l'exatécan, est environ 10 fois plus puissant que le SN-38, le métabolite actif de l'irinotécan. Le trastuzumab deruxtecan peut provoquer comme effet indésirable : de la nausée, de la fatigue, des vomissements, de l'alopécie, une anémie, une neutropénie, une constipation, une diminution de l'appétit, de la diarrhée, une augmentation des transaminases, des douleurs musculosquelettique, une leucopénie et une thrombopénie, une pneumopathie diffuse, une diminution de la fraction d'éjection ventriculaire gauche.

10. Les accès précoces

Les accès précoces ont été mis en place en relais des Autorisations Temporaires d'Utilisation (ATU). Ils permettent de rendre un médicament disponible selon des indications bien précises définies par la haute autorité de santé (HAS) entre l'autorisation de mise sur le marché et le remboursement du médicament. Cela permet au patient d'avoir accès à l'innovation thérapeutique après la phase III d'un essai clinique et avant son remboursement.

L'accès précoce peut être demandé avant ou après l'autorisation de mise sur le marché. Après obtention d'un accès précoce pour un patient celui-ci peut être renouvelé pour un an. Celui-ci peut être refusé s'il ne remplit pas les critères définis par la haute autorité de santé.

Il existe les accès précoce de type 1 et les accès précoce de type 2. Ces derniers sont post AMM.

Les quatre conditions qui doivent être réunies pour qu'un médicament puisse se retrouver en accès précoce. Le médicament doit être destiné à traiter des maladies graves, rares ou invalidantes. Il ne doit pas exister de traitement approprié disponible. La mise en œuvre du traitement ne peut pas être différée. Le médicament est présumé innovant, notamment au regard d'un éventuel comparateur cliniquement pertinent. Pour effectuer une demande d'accès précoce, sur le site de la haute autorité de santé se trouve les molécules en accès précoce avec leur indication. Cela est mis à jour assez régulièrement. Pour chaque molécule, il existe un protocole d'utilisation thérapeutique et recueil de données (PUT-RD). Dans ce dernier, nous retrouvons les variables d'intérêt, les informations importantes à destination du patient. On retrouve également toutes les données nécessaires pour la collecte des données et la surveillance des données. On y retrouve aussi les conditions d'utilisation pour les prescripteurs et les pharmaciens. Chaque molécule et chaque indication à sa plateforme dédiées. Les associations de patient ont du poids pour l'obtention de molécules en accès précoce, c'est par exemple grâce à l'association des triplettes que le trodelvy a été obtenu en accès précoce.

Les molécules en accès précoce dans le cancer du sein sont le Trodelvy, le trastuzumab deruxtecan, l'olaparib et le pembrolizumab.

L'accès précoce de l'**olaparib** fait suite à l'essai clinique Olympia. Il peut être donné en monothérapie ou en association à une hormonothérapie pour le traitement adjuvant des patients adultes atteints d'un cancer du sein précoce à haut risque HER 2 négatif et présentant une mutation germinale des gènes BRCA 1 ou BRCA2 qui ont été précédemment traités par chimiothérapie néoadjuvante ou adjuvante.

L'accès précoce de **pembrolizumab** faite suite à l'essai clinique keynote 522. Il est donnée en association avec une chimiothérapie comme traitement néoadjuvant puis poursuivi après la chirurgie en monothérapie comme traitement adjuvant dans le traitement des patients adultes atteints d'un cancer du sein triple négatif localement avancé , inflammatoire ou de stade précoce à haut risque de récidive.

Le **Trodelvy** a un accès précoce pour le cancer du sein triple négatif et les cancers du sein positifs aux récepteurs hormonaux. Pour les cancers du sein RH+ l'indication est en monothérapie pour le traitement des patients adultes atteints d'un cancer du sein RH positifs HER 2 négatifs (IHC 0, IHC +1, pu IHC 2+ /ISH -) non résecable ou métastatique ayant reçu au moins deux lignes de chimiothérapie au stade métastatique.

Pour le cancer du sein triple négatif l'indication du trodelvy est en monothérapie pour le traitement des patients adultes atteints d'un cancer du triple négatif non résecable ou métastatique ayant reçu préalablement deux lignes de traitement systémique ou plus comprenant au moins l'une d'entre elles au stade avancé.

Le **trastuzumab deruxtecan (enhertu)** est indiqué pour le cancer du sein HER 2 faible.

Pour le cancer du sein HER 2 faible, enhertu est indiqué en monothérapie pour le traitement d'un cancer du sein HER 2 faible (IHC 1+ ou IHC 2+ /ISH -) non résecable ou métastatique qui ont reçu au moins une ligne de chimiothérapie au stade métastatique ou qui ont développé une récidive de la maladie pendant ou dans les six mois suivant la fin d'une chimiothérapie adjuvante. Les patients atteints d'un cancer du sein avec des récepteurs hormonaux positifs doivent avoir reçu au moins une ligne d'hormonothérapie et être non éligible à une nouvelle ligne d'hormonothérapie.

11. Gestion de certaines toxicités

Dans ce paragraphe certaines toxicités seront détaillées. Les toxicités que l'on peut rencontrer avec le **TDM-1** sont la nausée, la diarrhée, des neuropathies et une perturbation du bilan hépatique. Le **trastuzumab deruxtecan** peut induire des neutropénies, des anémies, des leucopénies, des thrombocytopénie, des nausées, des vomissements, des diarrhées, des constipations, de la fatigue, une augmentation des aspartate amino-transférases (ASAT), alanine amino- transférase (ALAT), une diminution de l'appétit, de l'alopécie.

Le **trodelvy** peut induire des nausées, des vomissements, de la diarrhée, de la neutropénie.

Devant une anémie, il faut proposer un bilan biologique complémentaire afin de mettre en évidence une carence martiale, une carence vitaminique. Une supplémentation en vitamine pourra être proposée. D'un point de vue thérapeutique, on pourra proposer une transfusion, de l'erythropoietine (EPO).

Face aux neutropénie, des GCSF (Granulocyte Colony Stimulating Factor) peuvent être donné en prophylaxie. Parmi ceux-ci on peut avoir par exemple le filgrastim. Devant une neutropénie profonde on peut être amenée à recherche une mutation au niveau du gène UGT1A.

L'enhertu et le **trodelvy** induisent des nausées et des vomissements, un protocole hautement émétisant est donc donné au patient par corticoïde, setron, aprepitant, olanzapine, benzodiazepine, anti-dopaminergique.

Si les diarrhées induitent par le TDM1 et le trodelvy sont de plus de sept par jours, il faut discuter d'une hospitalisation, des diarrhées qui durent peuvent provoquer une deshydration et avoir d'autres conséquences importantes pour le patient.

Les anticorps conjugués peuvent induire des toxicités cardiaques c'est pourquoi un bilan cardiaque tous les trois mois doit être mis en place. Pour débuter ces traitements la fraction d'éjection ventriculaire gauche (FEVG) doit être supérieure à 50 % . Il faut faire attention si celle-ci devient inférieur à 50 % ou si elle diminue de plus de 10% .

L'éverolimus peut induire des mucites pour lesquelles on donne en mesure curative des bains de bouches 4 à 6 fois par jour comprenant dexamethasone, nystatine et lidocaine. Selon le CTCAE, une mucite de grade 1 induit des douleurs modérées, des énanthèmes. Le patient peut s'alimenter de façon solide. Une mucite de grade 1 est traitée par des antalgiques de palier 1 ; des bains de bouches de bicarbonate, des glaçons.

Selon le CTCAE, une mucite de grade 2 induit des douleurs, des énanthèmes, des ulcérations non confluentes. Le patient peut s'alimenter de façon solide. Une mucite de grade 2 est traitée par des antalgiques de pallier 1 et 2 , des bains de bouche bicarbonate et methlprednisolone et lidocaine, xylocaine visqueuse.

Selon le CTCAE, une mucite de grade 3 induit des douleurs, des énanthèmes diffus, une ulcération non confluente. Le patient s'aliment de façon liquide. Pour traiter des mucites de grade 3, on donne des antalgique de pallier 3, des bains de bouche bicarbonate + methlprednisolone + lidocaine, xylocaine visqueuse, aspegic, on peut discuter d'hospitalisation.

Selon le CTCAE, une mucite de grade 4 induit des douleurs sévère, aphagie, ulcération confluente. Pour traiter des mucites de grade 4, la patient est nourri en intraveineuse, il est hospitalisé, PCA morphine et traitement local.

Les mucites peuvent être en post chimiothérapie, infection fongique, aphtes, abcès ou gingivite.

Le taxotère et la chimiothérapie epiribucine cyclophosphamide (EC) peuvent induire un syndrome mains- pieds souvent identifiés par des douleurs à l'appui ou continue, des déficits moteur ou sensitif.

En prévention du syndrome main-pied on peut faire des toilettes avec un savon surgras, mettre des chaussettes en coton, mettre des chaussures large, éviter le soleil, la chaleur intense, éviter la marche prolongée, éviter les travaux irritants, éviter une hydratation cutanée régulière (glycérol, vaseline)

Les traitements pour le syndrome main- pied sont les crèmes émollientes (Dexeryl, cold cream) des crèmes cicatrisantes (avidon, biafine), des bains tièdes, des dermocorticoïdes sur érythème à diminuer rapidement.

Selon le CTCAE, un syndrome main pied de grade 1 : dermatite minime sans douleurs, engourdissement etythème, pas d'impact sur les activités quotidiennes.

Selon le CTCAE, un syndrome main pied de grade 2, dermatite avec douleur, desquamation, cloque, fissure ou hyperkeratose, pas d'impact sur les activités quotidiennes.

Selon le CTCAE, un syndrome main pied de grade 3 , dermatite ulcérative avec douleur, desquamation , cloque, fissure, hyperkeratose, impact sur les activités quotidiennes.

Le taxol peut induire des douleurs autour des ongles, des douleurs au niveau des membres inférieurs, difficultés à la marche. Cela fait évoquer des neuropathies périphériques secondaires au taxol.

Pour les neuropathies périphériques, il n'y a pas de traitement spécifique, il faut juste adapter les doses de chimiothérapie ou l'arrêter. Il y a des risques de séquelles.

Selon le CTCAE, les neuropathies périphériques de grade 1 sont asymptomatiques, paresthésies.

Selon le CTCAE, les neuropathies périphériques de grade 2, paresthésies continues limitant les activités, instrumentales.

Selon le CTCAE, les neuropathies périphériques de grade 3, sévère, limitant la capacité à prendre soin de soi (trouble équilibre de la marche)

Pour prévenir de la toxicité unguéale, on prescrit à la patiente du vernis au silicium.

Le panaris est une infection bactérienne du tissus d'un doigt et se traduit par une inflammation douloureuse puis un abcès. Cela est traité par antibiothérapie antistaphylococcique et bains antiseptique.

Le perionyxis est une atteinte de la peau qui entoure l'ongle, il se présente sous la forme d'un gonflement rouge et douloureux. Il est traité par des antimycotique local et de l'antiseptique local .

Avant de débuter un traitement par denosumab il faut effectuer un bilan dentaire et un contrôle de la calcémie avec supplémentation vitamino calcique systématique.

Le docetaxel peut conduire à des diarrhées.

Les règles hygieno-diététiques pour prévenir les diarrhées sont une hydratation suffisante, boire deux litres par jours (eau, tisane, thé, bouillon), éviter le café, les boissons lactées, l'alcool, les fruits et légumes crus, la cuisine trop grasse. Il faut essayer de privilégier une alimentation pauvre en fibre, les féculents, des carottes, des bananes. Il faut essayer de fractionner l'alimentation.

Les traitements médicamenteux pour les diarrhées. En première intention, il faut donner des ralentisseurs du transit comme le **Loperamide.** En cas d'inefficacité ou d'intolérance au loperamide, du **racécadopril** qui est un anti-sécrétoire peut être prescrit.

Selon le CTCAE, les diarrhées sont de grade 1, lorsqu'on a une augmentation de celle-ci mais que cela reste inférieur à 5 selles par jour

Selon le CTCAE, les diarrhées sont de grade 2, lorsque les selles sont entre 5 et 6 par jour

Selon le CTCAE, les diarrhées sont de grade 3, lorsqu'on a plus de 6 selles par jour et qu'il y a une interférence avec les activités quotidiennes.

Selon le CTCAE les diarrhées sont de grade 4, lorsqu'il y a une mise en jeu du pronostic vital et une prise en charge en urgence en hospitalisation doit avoir lieu.

Les traitements anti-HER2 peuvent conduire à des cardiotoxicités c'est pourquoi il est important d'effectuer une surveillance cardiaque régulière afin de vérifier la fraction d'éjection ventriculaire gauche (FEVG). Si la FEVG est inférieur ou égale à 44 % il faut suspendre le trastuzumab. Si la FEVG est entre 45 et 49 % avec une baisse de moins de 10 % par rapport à la baseline, on peut continuer le trastuzumab. Si la baisse est de plus de points par rapport à la baseline, il faudra alors arrêter le trastuzumab.

12. Récapitulatif des traitements selon le type de cancer du sein

La chimiothérapie conduira à une baisse de la fertilité, il faudra donc bien prévoir une préservation des ovocytes pour les personnes jeunes ayant encore des projets de grossesse.

✓ **<u>Cancer HER2- / RH+</u>**

Pour les cancers du sein RH+ /HER2 -, je vais résumer ci-dessous les différentes situations où de la chimiothérapie néo-adjuvante peut être proposée : en cas de cancer inflammatoire, dans le cas où une chirurgie mammaire conservatrice ne peut pas être proposée d'emblée si la tumeur a des caractéristiques d'une chimio-sensibilité d'emblée ou bien si une atteinte ganglionnaire axillaire rend le geste axillaire difficile.

Pour les cancers du sein RH+ /HER2 -, je vais résumer ci-dessous les différentes situations où de la chimiothérapie adjuvante peut être proposée. A noter que les dossiers sont discutés en RCP avec une équipe multidisciplinaire.

Pour les **stades I (pT1N0) RH+ /HER 2-** on a les pT1a/b où la chimiothérapie adjuvante n'est pas requise. Pour les pT1c, on distinguera ceux de grade I où la chimiothérapie adjuvante n'est pas requise et ceux de grade II qui nécessite une discussion en RCP selon le taux de RE/RP, du ki67, de l'index mitotique, de l'âge, du statut ménopausé de la patiente, de l'histologie et de la signature génomique. Dans les pT1c, nous avons aussi les grades III, où la chimiothérapie adjuvante sera requise.

Pour les **stades II,** on différenciera les grades I, II et III. Pour les grades III, la chimiothérapie sera proposée. Pour les grades II, le dossier sera discuté en RCP. Pour les grades I, pour une femme ménopausée, il n'y aura pas de chimiothérapie proposée mais si la patiente n'est pas ménopausée, il y aura discussion du dossier en RCP.

Pour les **stades III**, la chimiothérapie sera requise.

Pour connaitre les bénéfices de la chimiothérapie adjuvante, le logiciel PREDICT peut être utilisé.

La signature génomique permet parfois de statuer sur l'intérêt de la chimiothérapie. Différentes signatures génomiques existent comme *oncotypeDx, Mammaprint, Endopredict.* **OncotypeDx** donne un score de récurrence permettant d'évaluer le risque de récidive. Le test Oncotype DX identifie les patientes qui tireront un bénéfice d'une chimiothérapie adjuvante, ou non, en fournissant trois éléments d'informations: le résultat Recurrence Score, le risque de récidive à distance et le bénéfice estimé de la chimiothérapie.

Le score de récurrence est compris entre 0 et 100, il est mesuré en calculant l'activité de gènes spécifiques dans le tissus cancéreux mammaire. Le résultat de ce score est utilisé pour prédire le risque que le cancer du sein revienne à un endroit distant et si la chimiothérapie peut aider à réduire ce risque.

La seconde information que donne l'analyse oncotype est le risque de récidive à distance à 9 ans lorsque la patiente est traitée par hormonothérapie seule pendant cinq ans

La troisième valeur que nous avons avec cet examen est un pourcentage qui indique le bénéfice attendu de l'ajout de la chimiothérapie au traitement hormonal, afin de réduire le risque de récidive du cancer ou de décès pour le groupe Recurrence Score.

Si la patiente ne présente aucune contre-indication, la chimiothérapie devra comporter de l'anthracycline, du cyclophosphamide et du taxane de façon séquentielle. EC 4 cycles de 3 semaines puis du docétaxel 100 mg/m² cycle de 21 jours ou du paclitaxel toutes les semaines 80 mg /m² pendant 9 à 12 semaines. Si contre-indication à EC, du FEC peut être proposé après dosage du DPD. FEC pour 5-fluouracile + epidryamycine + cyclophosphamide.

Le choix de l'hormonothérapie sera fonction du statut ménopausique de la patiente. A noter qu'une aménorrhée chimio-induite n'est pas forcément définitive. Chez les femmes non ménopausées, ayant un cancer de stade I ou II prendront du tamoxifène seul. Pour les femmes ayant un stade II N+ ou III on proposera du tamoxifène ou un inhibiteur d'aromatase avec agoniste de LHRH. L'hormonothérapie est normalement donnée pour 5 ans au-delà en cas de risque de récidive élevé le dossier doit être discuté en RCP. Pour les femmes ménopausées, il est préférable de donner directement un inhibiteur d'aromatase ayant des facteurs de rechute précoce.

La chimiothérapie néoadjuvante est recommandée pour les tumeurs T2 quel que soit le N. Si nous avons un cancer T1N0, on proposera une chirurgie en première intention. Si on est supérieur à T2N0 on proposera de la chimiothérapie néoadjuvante avec du pembrolizumab quelque soit le statut PDL1, cela est permis grâce aux résultats de la **Keynote 522**. Les patientes auront donc 12 injections de paclitaxel hebdomadaire 80 mg/m² + carboplatine | pembrolizumab (200 mg/ 21 jours) puis 4AC ou EC + pembrolizumab. L'étude Keynote 522 était une étude de phase III, randomisée en double aveugle évaluant le pembrolizumab et la chimiothérapie versus la chimiothérapie en néo-adjuvant et le pembrolizumab versus le placebo en traitement adjuvant dans le cancer du sein triple négatif.

Pour les patientes qui ont eu de la chimiothérapie néoadjuvante avec du pembrolizumab, le traitement en adjuvant sera fonction du score RCB. Si RCB est égal à 0 alors la patiente aura 9 cures de pembrolizumab en adjuvant. Si RCB est de I, II, ou III, en fonction la mutation germinale de BRCA, si celle-ci est présente, la patiente aura de l'olaparib pendant un an, si la mutation est absente, la patiente aura 9 injections de pembrolizumab.

Pour les patientes qui ont eu de la chimiothéapie néoadjuvante sans pembrolizumab, Si RCB est égal à 0, la patiente n'aura plus de traitement. Si RCB est de I, II, ou III, en fonction la mutation germinale de BRCA, si celle-ci est présente, la patiente aura de l'olaparib pendant un an, si la mutation est absente, la patiente aura de la capécitabine pendant 6 cycles.

Pour les patientes T1N0, la chirurgie est en première intention, si nous sommes devant une patiente ayant un profil pT1cpN0 on proposera de la chimiothérapie adjuvante, pour pT1a/bpNo, cela sera discuter en RCP. Supérieur à pT2 et/ou pN+, chimiothérapie adjuvante et olaparib si BRCA+.

Il n'existe pas un seul cancer du sein triple négatif mais une hétérogénéité qui peut s'expliquer par l'expression des gènes variables. Ce sont les cancers les plus agressifs (fort taux de prolifération). Malgré une forte sensibilité à la chimiothérapie, qui reste la principale option thérapeutique pour les stades avancés, un cancer du sein triple négatif à un taux élevé de rechute, une atteinte viscérale plus agressive, une plus forte probabilité de progression de la maladie distance, et un risque plus élevé de métastases cérébrales que ceux atteints par d'autres sous-types de cancer du sein. Le cancer du sein triple négatif, pour l'instant a de la chimiothérapie cytotoxique comme traitement standard. Dans le cancer du sein triple négatif, on a une expression génique variable ce qui peut permettre de trouver des cibles (PTEN ou PI3K par exemple). PTEN est un gène suppresseur de tumeur. La protéine PTEN est une protéine encodée par le gène PTEN, un gène suppresseur de tumeur. L'inactivation du gène PTEN peut entrainer une activation anormale de la voie PI3K à travers la perte de mutations fonctionnelles ou la suppression de gènes. La perte de PTEN et les mutations PIK3A semblent s'exclure mutuellement dans le cancer du sein triple négatif. La perte de PTEN est déterminée par une réduction de l'expression de la protéine PTEN, mesurée en immunohistochimie.

✓ <u>Cancer HER2+</u>

La chimiothérapie néoadjuvante sera proposée dès qu'on aura une tumeur T2. La chimiothérapie comportera une anthracycline, du cyclophosphamide et un taxane de façon séquentielle. Le trastuzumab sera administré dès le premier cycle de taxane tous les 21 jours en sous cutané. Le traitement adjuvant sera fonction du score RCB. Si RCB est égal à 0, le trastuzumab sera poursuivi pendant 18 injections. Si RCB I, II ou III on proposera 14 injections de TDM-1 +/- hormonothérapie +/- nératinib.

Pour les patientes sous trastuzumab / TDM-1, il faut bien surveiller la fonction cardiaque avant l'initiation du traitement et tous les 3 mois pendant le traitement jusqu'à un an après l'arrêt du traitement.

<u>Petit mémo :</u>

Chirurgie (chirurgie mammaire + ganglion sentinelle) suivie d'une chimiothérapie par EC 100 (une perfusion toutes les 3 semaines, 3 au total) puis une chimiothérapie par taxotère (3 perfusions également avec un intervalle de 3 semaines entre chaque). Cela est suivi par de la radiothérapie pendant 2 à 8 semaines. Après la fin du traitement, des consultations de suivi ont lieu.

✓ <u>**Cancer du sein triple négatif, schéma néo-adjuvant :**</u>

Le parcours du patient commence par la pose de sa chambre implantable +/- ganglion sentinelle. Il y a ensuite de la chimiothérapie en néoadjuvante, : 4 perfusions de EC toutes les 2 /3 semaines puis 4 perfusions de taxotère espacées de 3 semaines. A la fin de la chimiothérapie il y a la chirurgie (mammaire +/- curage ganglionnaire). Suite à la chirurgie la patiente a de la radiothérapie pendant une période pouvant s'étaler entre 2 à 8 semaines. La patiente selon les résultats de la chirurgie passera soit en suivi soit aura de la capecitabine pendant six mois.

✓ <u>**Cancer du sein RH+, HER2- schéma RT/ HT :**</u>

La patiente se fait opérer (chirurgie mammaire + ganglion sentinelle). Cette chirurgie est suivie d'une radiothérapie qui s'étale sur 2 à 8 semaines. La patiente aura de l'hormonothérapie pendant 5 à 10 ans.

✓ <u>**Cancer du sein RH+, HER2- schéma néoadjuvant :**</u>

Le parcours du patient commence par la pose de sa chambre implantable +/- ganglion sentinelle. Il y a ensuite de la chimiothérapie en néoadjuvante, : 4 perfusions de EC toutes les 2 /3 semaines puis 4 perfusions de taxotères espacées de 3 semaines. A la fin de la chimiothérapie il y a la chirurgie (mammaire +/- curage ganglionnaire). Suite à la chirurgie la patiente a de la radiothérapie pendant une période pouvant s'étaler entre 2 à 8 semaines. La patiente aura ensuite de l'hormonothérapie pendant 5 à 10 ans.

✓ <u>**Cancer du sein RH+, HER2- schéma adjuvant Taxotère Cyclophosphamide:**</u>

Le parcours du patient commence par la chirurgie mammaire +/- ganglion sentinelle +/- curage axillaire + la pose de la chambre implantable. Puis la patiente aura 4 cures de taxotère toutes les 3 semaines puis de la radiothérapie étalées sur 2 à 8 semaines. La patiente terminera son parcours par de l'hormonothérapie pendant 5 à 10 ans.

Pour les patientes de moins de 40 ans, elles doivent avoir été informées de la réduction de fertilité.

Ces patientes auront une prescription de facteurs de croissance hématopoïétique en néo ou en adjuvant.

Les G-CSF sont prescrits en prévention primaire des neutropénies et des entérocolites liées au docétaxel et en prévention secondaire, après neutropénie grade IV fébrile, G-CSF systématique en première intention avant réduction de dose. Les G-CSF sont prescrits en systématique en prévention primaire durant 7 à 8 jours dès le J3 en cas de chimiothérapie dose-dense (AC ou EC J1=J14). La prescription d'EPO sera à éviter.

Cancer du sein RH+, HER2- schéma adjuvant Taxotère Cyclophosphamide

Le parcours du patient commence par la chirurgie mammaire +/- ganglion sentinelle +/- curage axillaire + la pose de la CIP. Puis la patiente aura 3 cures d'EC toutes les 3 semaines puis 3 cures de taxotère sur le même rythme. La patiente aura ensuite de la radiothérapie étalées sur 2 à 8 semaines. La patiente terminera son parcours par de l'hormonothérapie pendant 5 à 10 ans.

✓ <u>Cancer du sein HER2+ schéma néo-adjuvant :</u>

Le parcours du patient commence par la pose de la chambre implantable +/- le ganglion sentinelle. La patiente aura de la chimiothérapie avant sa chirugie, à raison de 4 cures d'EC 100 et de 4 cures de taxotère espacées de 2 à 3 semaines. En parallèle de la première cure de taxotère va débuter le trastuzumab pendant un an qui cible spécifiquement HER2. Viendra ensuite la chirurgie de la patiente (chirurgie mammaire +/- curage ganglionnaire) suivie d'une radiothérapie s'étalant sur 2 à 8 semaines. En fonction des résultats de la chirurgie la patiente aura soit du TDM1 + trastuzumab soit du TDM-1 seul. En fonction des caractéristiques de la tumeur, si RH+, ajout d'hormonothérapie.

✓ **<u>Cancer du sein HER2+ schéma adjuvant :</u>**

Le parcours du patient commence par une chirurgie mammaire +/- le ganglion sentinelle. La patiente aura ensuite 12 cures de taxol à raison d'une injection par semaine. En parallèle toutes les 3 semaines il aura une injection de trastuzumab pendant un an. Des séances de radiothérapie pourront être proposées. Selon les caractéristiques de la tumeur la patiente pourra avoir de l'hormonothérapie.

✓ **<u>Cancer du sein inflammatoire :</u>**

Pour ces patientes, la participation à un essai clinique est souvent privilégiée. Hors essai, il sera proposé aux patientes : trastuzumab, une mastectomie radicale, de la radiothérapie et / ou de l'hormonothérapie en cas de tumeur RH+.

10. L'après cancer

A ce stade, nous prenons en charge la douleur, l'aspect psychologique, la réinsertion professionnelle, l'aspect nutritionnel. On parle de soins de support.

Il faut savoir que des bénéfices physique et psychologique de l'activité physique pendant et après le traitement cancer ont été montré.

L'activité physique et la fatigue peuvent affecter les biomarqueurs sanguins comme ceux liés à l'inflammation et au stress oxydant. Avoir une activité physique agit sur l'inflammation et sur l'immunité en diminuant l'inflammation chronique et en augmentant les effets des immunomodulateurs, connus pour leur influence sur la progression tumorale. Par ailleurs, un déséquilibre dans la balance pro/anti oxydants en faveur d'une augmentation du stress oxydant excessif peut induire des dommages cellulaires et moléculaires importants favorisant la carcinogénèse, la promotion des tumeurs, la récurrence du cancer du sein et le développement des métastases.

Partie 3 : Mémo ARC

Cette petite synthèse a été rédigée pour aider toute attachée de recherche clinique débutant en sénologie pour avoir quelques bases et ne pas être perdu face à son Case Report Form (CRF) ou ses comptes rendus médicaux.

La recherche clinique est encadrée par un très grands nombre de loi. Parmi celles-ci nous avons le code de Nuremberg (1947), la déclaration d'Helsinki (1964), les rapports Belmont (1979) la loi de Huriet- Serusclat (1988), la loi Jardé (2012). Toute personne effectuant de la recherche clinique se doit de connaitre les bonnes pratiques cliniques et de posséder ce certificat.

Le **code de Nuremberg** a été mis en place suite aux horreurs qui ont eu lieu dans les camps de concentration (empoissonnement, inoculation…). Le code de Nuremberg a donc mis en place un certain nombre de règles avant d'effectuer de la recherche clinique. Il faut obligatoirement obtenir le consentement du malade qui peut être retiré à tout moment lors du déroulement de l'essai. Le malade ne doit encourir aucun risque de mort ou de blessures invalidantes. Il ne doit subir aucune souffrance mentale ou physique. L'essai clinique doit être effectué après la réalisation des expérimentations animales et avec les plus récentes connaissances concernant la maladie. L'essai devra être géré par des personnes qui sont compétentes.

La **déclaration d'Helsinki** a été élaborée par l'association médicale mondiale. Il s'agit d'une déclaration reprenant les quatre principes éthiques : le principe de malfaisance, le principe de bienfaisance, le principe de justice et le principe d'autonomie. Le principe de non malfaisance était un principe qui était déjà évoqué dans le serment d'Hippocrate. Celui-ci dit « Face à la maladie, avoir deux choses à l'esprit faire du bien ou au moins ne pas faire de mal ».

Le respect du principe d'autonomie passe par l'obtention du consentement libre et éclairé du patient. Il faut dire toute la vérité au patient, lui donner toutes les informations. Il faut s'assurer que la personne soit libre de prendre sa décision et qu'elle n'est pas influencé par un tiers professionnel ou non. Le professionnel soignant doit évaluer l'autonomie de la personne, sa capacité à comprendre les informations qui lui sont données, sa capacité de raisonnement, sa capacité d'appréciation de la situation. Le patient doit être capable d'exprimer son choix et de la maintenir. On juge une personne compétente si son état psychologique, mental, physique lui permettent d'être apte à prendre des décisions.

Le **principe de bienfaisance** est la contribution au bien-être et à l'aide d'autrui. L'action entreprise doit être bénéfique, elle doit faciliter et faire le bien. Elle doit prévenir et enlever le mal.

Le **principe de non malfaisance** est l'obligation de ne pas nuire et de ne pas blesser. Il ne faut pas entreprendre une action pouvant causer un tord ou un préjudice. Il faut éviter un mal, ne pas imposer les risques du mal, ne pas causer de souffrance ou de douleur, ne pas tuer.

Le **principe de justice** est l'obligation de traiter les cas égaux de la même façon.

La **loi de Huriet-Serusclat** est basée sur cinq piliers. Elle permet de rappeler l'importance de la protection des personnes dans la recherche biomédicale. Elle définit de façon claire les acteurs de la recherche clinique à savoir le promoteur et l'investigateur. Le promoteur peut être industriel ou académiques. La loi de Huriet Serusclat effectue une distinction entre les recherches avec ou sans bénéfice individuel direct. Elle rend obligatoire l'obtention du consentement. Elle a permis la mise en place du Comité Consultatif de la Protection des Personnes dans la Recherche Biomédicale (CCPPRB) qui remplace le Comité de Protection des Personnes (CPP) depuis 2004. Le CCPPRB doit être consulté pour tout type de recherche.

Il existe des recherches que l'on qualifie d'interventionnelles et d'autres sont non interventionnelles.

Les **études interventionnelles** regroupent les soins ocurant, la recherche biomédicales (médicament, dispositif médicaux, thérapie cellulaire, thérapie génique…). La recherche interventionnelle peut être à risque et contraintes plus que minimes ou minimes. Les **études non interventionnelles** regroupent la recherche sur données, les collections biologiques, les études observationnelles.

La **loi Jardé** encadre toutes ces recherches. Les études non interventionnelles nécessitent un promoteur, l'avis d'un CPP, l'ANSM doit être informé mais aucune autorisation n'est requise. L'assurance pour ce type d'essai n'est pas obligatoire. Le patient doit exprimer sa non opposition. Concernant les études interventionnelles à risques et contraintes plus que minimes, elles nécessitent un promoteur, un avis CPP, une autorisation de l'ANSM, la mise en place d'une assurance. Pour ce type de recherche, le consentement doit être obtenu de façon libre et éclairé, cela doit être documenté de façon écrite dans le dossier du patient.

Pour les études études interventionnelles à risques et contraintes minimes, elles nécessitent un promoteur, un avis CPP, la mise en place d'une assurance. L'ANSM doit être informé mais aucune autoriation n'est attendue. Pour ce type de recherche, le consentement doit être obtenu de façon libre, éclairé, exprès de façon orale ou écrite. Il y a un encadrement par l'agence nationale du médicament (ANSM) et par le comité de protection du patient (CPP). Pour rappel, il existe en recherche clinique différents types d'essais : **interventionnel** ou **observationnel**. Passer par un essai clinique est une étape primordiale pour la commercialisation d'un traitement. Cela va permettre d'évaluer l'efficacité et la sécurité de l'utilisation d'un traitement chez l'homme. L'efficacité est toujours évaluée par rapport au traitement de référence pour la pathologie concernée, on ne fait pas perdre de chance à notre patient. Avant d'éviter tout types de biais et obtenir des résultats analysables, certaines choses sont mise en place pour éviter le maximum de biais. On travaille souvent en double aveugle, ce qui veut dire que ni le médecin ni le patient ne connaissent le traitement donné. Ce qui évite une action différente si nous savons que nous avons le traitement à l'étude. A savoir qu'une levée d'aveugle est possible à tout moment de l'étude par la pharmacovigilance à la demande de l'investigateur. On travaille souvent avec deux groupes distincts totalement comparables (un groupe contrôle et un groupe ayant le traitement à l'étude). Pour avoir deux groupes identiques, nous effectuons souvent une randomisation, correspondant à un tirage au sort.

Nous pouvons avoir des essais de phases I, II, III et IV. Mais avant ces phases nous avons la **phase préclinique** permettant de sélectionner les molécules par le biais d'études in vitro et in vivo. Chacune ayant un rôle bien différent. Un essai de **phase I** correspond à la première administration chez l'homme du médicament à l'étude. Ces essais incluent en général un petit nombre de sujet. L'objectif de ce type d'essai est d'étudier la tolérance, la dose, et la fréquence d'administration du traitement qui sera ensuite donnée dans les phases suivantes. L'activité pharmacologique et le profil de toxicité sont souvent étudiés lors de ces essais. Un essai de phase I se déroule en deux temps : une phase d'escalade de dose avec la participation d'un nombre limité de malades par palier de dose (classiquement de 3 à 6 malades), ensuite une phase d'extension au cours de laquelle plusieurs dizaines, voire une centaine de malades (partie phase II de l'essai) sont inclus pour confirmer une activité anti tumorale et la tolérance préliminaire.

L'essai de **phase II** a pour objectif de confirmer l'activité clinique et/ou pharmacologique du médicament à la dose qui a été recommandé par l'essai de phase I. Certains essais de phase II permettent parfois de tester deux traitements mais cela n'est pas toujours le cas. Dans un essai de phase II, le nombre de sujet est un peu plus élevé que lors de la phase I.

Les **essais de phase III** sont des essais que l'on qualifie de comparatif car ils permettent de comparer le médicament à l'étude avec le traitement standard afin de déterminer son efficacité. Ce genre d'essai permet d'inclure un grand nombre de patients afin d'avoir des résultats très significatifs. Selon les résultats obtenus par ce type d'essai, le promoteur pourra effectuer une demande d'autorisation sur le marché permettant la commercialisation du nouveau produit.

Les **essais de phase IV** sont des essais qui font suite à l'obtention de l'AMM pour le produit et cela a pour objectif de faire un suivi plus strict sur les effets secondaires inattendus pouvant survenir.

Avant toute participation à un essai, il faut que le patient signe en présence du médecin un consentement de façon libre et éclairé. Un consentement qui peut être retiré par le patient à tout moment de l'étude.

L'**OMS** encore appelé ECOG est très souvent demandé. Il s'agit d'un score entre 0 et 5 permettant de grader l'état général du patient.

Score	Compréhension
0	Entièrement actif, capable d'effectuer les mêmes activités pré-morbides sans restriction
1	Restreint dans ses activités physiques mais ambulatoires et capabcles d'effectuer des activités légères ou sédentaires
2	Ambulatoire et capable de s'occuper de lui mais incapable d'effectuer les activités d'effectuer des activités. Debout > 50 % de

	la journée
3	Capable de soins limités, alité ou fauteuil > 50 % de la journée
4	Complètement handicapé ne pouvant s'occuper de lui. Totalement confiné au lit ou au fauteuil
5	Mort

Dans un CRF que ce soit en oncologie ou autre, on vous demandera toujours de remplir des « **événements indésirables** » (AE en anglais pour adverse event). Un évènement indésirable est toute manifestation nocive survenant chez 1 personne qui se prête à 1 recherche biomédicale, qu'elle soit liée ou non à la recherche ou au produit sur lequel porte cette recherche. Le médecin évaluera l'évènement utilisera le CTCAE pour grader cet évènement et le reliera ou non avec le traitement pris par le patient dans le cadre de l'essai. Il notifiera également si cet évènement nécessite une prise de traitement concomitant ou non.

Dans le tableau ci-dessous je vais regrouper les principales toxicités que l'on peut rencontrer avec les chimiothérapies avec le cancer. La liste peut encore être bien plus longue.

EI	Grade I	Grade II	Grade III	Grade IV	Grade V
	Asymp to- léger	Moder é	Sévère/ hospital isation	Mise en jeu du pronost ic vital	Mor t
Alopéci e	Perte de cheveu x non visible	Perte de cheveu x > 50%	Perte de cheveu x totale reversib le		

	à distance				
Anémie	Hb > 10	8 < Hb > 10	Hb <8 ou transfusion		
Asthénie	Fatigue corrigée, repos	Fatigue non corrigée, repos	Fatigue limitant la capacité de prendre soin de soi		
Diarrhée	< 4 selles / 24h	4 à 6 selles en 24h	>7 selles ou hospitalisation		

Insuffis ance rénale	>1 à 1.5 creat de base	>1.5 à 3 creat de base	> 3 à 6 creat de base	>6 creat de base	
Lésions cutanée s	< 10 % du corps	10 à 30% du corps genant social ou activit és - >30% asympt o	Sup 30 %		
Nausée	Nausée sans diminu tion de la P.Oral	Dimin ution de la PO sans perte	Hospita lisation pour sonde entérale ou		

	e	de poids	parenté rale		
Neuropathie motrice	Asymptomatique	Symptomes modérées interférant avec les activités	Symptomes sevères, dispositif d'aide requis		
Neuropathie sensitive	Paresthesie ou perte des reflexes	symptomes moderes interférant avec les	symptomes sevères interférant avec les activités		

		activités du quotidien	éléments aires de la vie		
Neutropénie	> 1500	1000 < PNN < 1500	<1000	<500	
Neutropénie fébrile			PNN < 1000 + T° > 38.3°c ou > 38°c pendant > 1 heure	Potentiellement mortel / intervention urgente	
Protéinurie	1+ , < 1 g/24h	2+, 1.0 <prot24h<3.4	>3.5 g/24h		

		g			
Thrombopénie	>75 000	50 > plq > 75	25 > plq > 50	< 25 000	
Transaminases	N – 3N	3N-5N ou 3N et symptomes (fatigue, nausées, douleurs)	>5N-20N ou 5N pendant > 2 semaine		
Vomissements	1-2 épisodes en 24h	3-5 épisodes en 24h	> 6 épisodes en 24h ou hospital		

		isation		

Un Serious Adverse Event (SAE) que l'on appelle évènement indésirable grave est un événement inattendu ayant entraîné une hospitalisation ou une prolongation de l'hospitalisation, une incapacité ou une invalidité permanente, une anomalie congénitale, un risque vital voire le décès du patient. Un SAE doit être déclaré dans les 24h00 après connaissance d celui-ci.

En oncologie, dans les essais cliniques, il est souvent demandé des **ECGS** de façons très fréquente car des traitements peuvent allonger le QT comme le ribociclib par exemple. Il est donc important de surveiller cela pour éviter tout souci. L'allongement de ce QT nécessite également une attention pour les interactions médicamenteuses avec le traitement à l'étude. L'ECG que l'on appelle électrocardiogramme enregistre une succession de séquences de l'activité électrique du cœur:

- **L'onde P** est celle des oreillettes au moment de leur contraction (le rythme normal est dit « **SINUSAL** ») (dépolarisation des oreillettes)

- **L'espace PR** est la conduction auriculo-ventriculaire

- **L'ensemble QRS** correspond à la contraction des ventricules,

  - **L'onde T** reflète la repolarisation (retour à la phase de repos) des ventricules

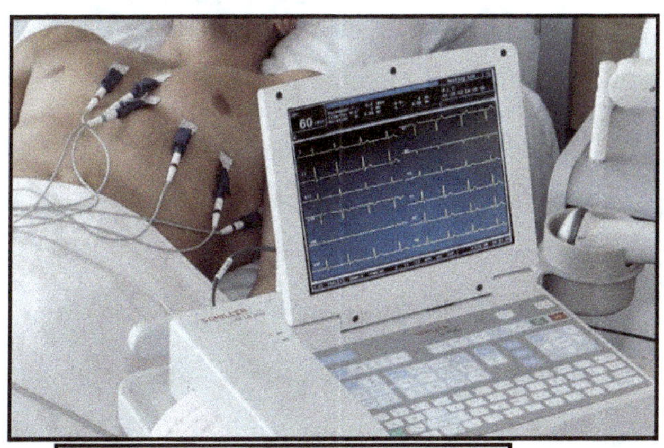

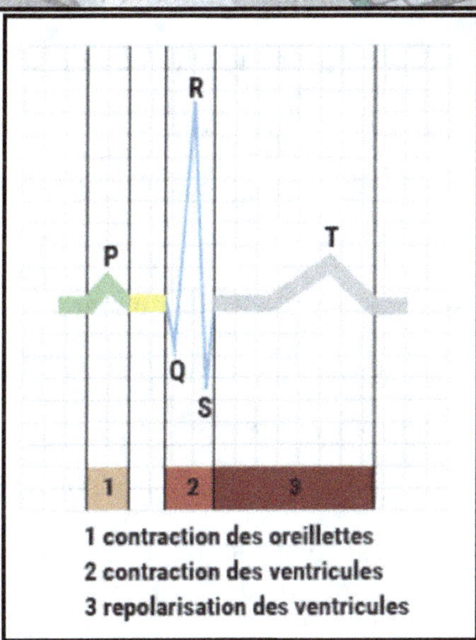

1 contraction des oreillettes
2 contraction des ventricules
3 repolarisation des ventricules

Cet examen s'effectue grâce à :

- Un galvanomètre, dont les bornes sont reliées par des fils à 10 électrodes placées sur la peau (4 au niveau des membres et 6 sur la poitrine) En guise de mémo, les électrodes sur la poitrine, rien de plus simple, cela va de 1 à 6. Pour les membres « **Rien Ne Va Jamais » pour Rouge, Noir, Vert, Jaune.**

- Un amplificateur, car les courants cardiaques sont de très faible intensité,

- Un système d'enregistrement sur papier millimétré.

Les ECGS sont des examens qui peuvent permettre de déceler de nombreuses anomalies comme des troubles du rythme (tachycardie, extrasystoles..), des variations du QT, des troubles de la conduction, des bradycardies, des hypertrophies ventriculaires/auriculaires, zone infarctus etc …

Ci-dessous, un petit exemple de tracé que l'on peut observer chez un patient.

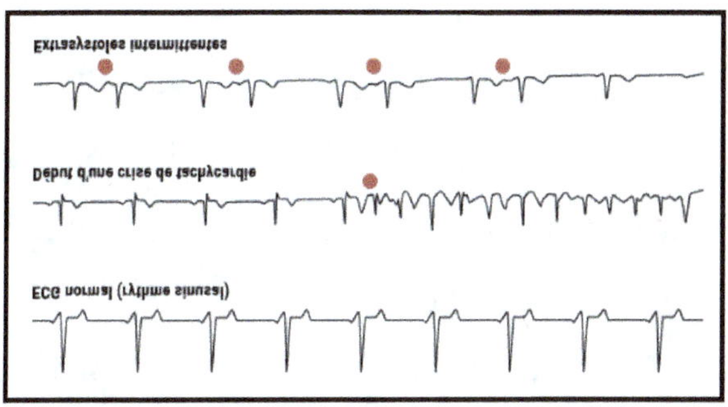

Pour savoir, si un ECG est normal il y a une méthode simple qui s'appelle la méthode de **FRACHI**. F pour **fréquence** (en bpm), cela se lit directement sur l'ECG ou cela peut se lire entre deux pics. La fréquence cardiaque est entre 60 et 90 battements par minutes. On parle de bradychardie lorsque la fréquence cardiaque est inférieure à 60 bpm et on parle de tachycardie lorsque la fréquence cardiaque est supérieure à 90 bpm. Pour calculer rapidement la fréquence cardiaque, on peut faire le rapport 300/ nombre de grands carreaux qui séparent deux complexes QRS. R pour **rythme**. On parle de rythme sinusal lorsque le rythme est régulier et si les ondes P, Q, R, S, T sont dans le bon ordre. On doit avoir une onde P avant chaque complexe QRS et un complexe QRS après chaque onde P.

A pour **axe,** on parle d'axe normal lorsque I et avF sont dans le même sens. I, II, III : frontale bipolaire ; avR, avL, avF : unipolaire des membres ; V1, V2, V3, V4, V5, V6 : anterolatérale

C pour **conduction**. Pour voir si la conduction est normale il faut regarder plusieurs paramètres. Le PR pour qu'il soit dans les normes doit être compris entre 120 et 200 ms. La durée du QRS doit être entre 80 et 120 ms. Pour étudier la conduction on peut aussi regarder si le complexe QRS est élargi, si on a des bloc en branches …

H pour **hypertrophie**, on calcule cela par Sokolow, si SV1 +RV5 > 35 mm alors on peut suspecter une hypertrophie ventriculaire gauche.

I pour **ischémie,** il faut regarder l'onde S, si celle-ci est négative, cela est un signe d'ischémie, en fonction de l'endoit où cela se trouve sur l'ECG on peut savoir où est le problème au niveau du cœur. Cela ne s'applique pas en avR car l'onde S est forcément négative.